Beck'sche Reihe
BsR 1028

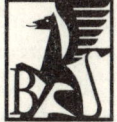

Michel Odent hat in zahlreichen Publikationen rund um das Thema Geburt kontroverse Theorien propagiert. Auch in diesem Buch kommt er zu einigen überraschenden Schlußfolgerungen. Obwohl es heute als erwiesen gilt, so Odent, daß das universelle Bedürfnis nach Privatsphäre und eine minimale Unterstützung in der Geburtsphase von außen für einen optimalen Geburtsverlauf unabdingbar sind, diktieren der Tagesablauf in den westdeutschen Kliniken und der Fortschritt im High-Tech-Bereich oft das Gegenteil mit dem Erfolg, daß die Rate von Kaiserschnittgeburten und Kindersterblichkeit sprunghaft angestiegen ist. Eine weitere Ironie: Obwohl es als erwiesen gilt, daß eine lang anhaltende Stillperiode für das Wohl der Mütter und Kinder ganz entscheidend ist, stillen immer mehr Mütter ihre Kinder nur bis zu einem Zeitraum von 6 Monaten.

Odent plädiert nachdrücklich dafür, daß wir uns wieder auf unsere Säugetierwurzeln und Säugetierbedürfnisse besinnen, daß Mütter während Geburt und Stillzeit ihren Instinkten und den Wegen der Natur folgen.

Das provokante und visionäre Buch ist ein Ratgeber für werdende Eltern, Geburtshelfer, Psychologen und alle diejenigen, die zu den elementaren Erfahrungen unseres Lebens zurückfinden möchten.

Michel Odent, Dr. med., ist zur Zeit Forschungsleiter im Primal Health Research Center (London). Sein Arbeitsschwerpunkt gilt der Erforschung von Zusammenhängen zwischen der Neugeborenenzeit und der Entwicklung von Gesundheit. Darüber hinaus betreut er Frauen bei Hausgeburten.

MICHEL ODENT

Geburt und Stillen

*Über die Natur
elementarer Erfahrungen*

*Aus dem Amerikanischen von
Vivian Weigert*

VERLAG C.H.BECK MÜNCHEN

Die Originalausgabe erschien unter dem Titel:
Michel Odent, The Nature of Birth and Breastfeeding.
Bergin & Garvey. Westport, Connecticut, London.
© 1992. Michel Odent

Die Deutsche Bibliothek – CIP-Einheitsaufnahme

Odent, Michel:
Geburt und Stillen : Über die Natur elementarer
Erfahrungen / Michel Odent. Aus dem Amerikan. von
Vivian Weigert. – München : Beck, 1994
  (Beck'sche Reihe ; 1028)
  Einheitssacht.: The nature of birth and breastfeeding <dt.>
  ISBN 3 406 37418 2
NE: GT

ISBN 3 406 37418 2

Umschlagentwurf: Uwe Göbel, München
Umschlagabbildung: HAP Grieshaber,
„Stillende". 1955 © VG Bild – Kunst, Bonn 1993
Für die deutsche Ausgabe:
© C.H. Beck'sche Verlagsbuchhandlung (Oscar Beck), München 1994
Gesamtherstellung: C.H. Beck'sche Buchdruckerei, Nördlingen
Gedruckt auf säurefreiem,
aus chlorfrei gebleichtem Zellstoff hergestelltem Papier
Printed in Germany

Inhalt

Danksagung

Ich danke den unzähligen Müttern, Babies und allen anderen, die anonym zur Entstehung dieses Buches beigetragen haben:

Alice Charlwood für ihre linguistische Beratung,

Sophy Craze für ihre wertvollen Ratschläge, die auf ihren Erfahrungen als Herausgeberin, Autorin und Mutter beruhen,

Nancy Cohen – sie hatte ihr Buch „Open Season" gerade erst beendet –, als sie sich bereit erklärte, mein Manuskript durchzulesen und viele Seiten mit maßgeblichen Anmerkungen voller „Nancy-ismen" dazu schrieb.

Vorwort zur deutschen Ausgabe

Wenn man ein Buch den verschiedenen Sprachen anzupassen versucht, ist es so ähnlich, als ob man sich selbst auf einer Reise den verschiedenen Länder anpaßt. Man ist überall derselbe Mensch, und doch gibt man sich in jedem Land ein wenig anders.

Dieses Buch wurde ursprünglich für Leser des romanischen Sprachraums geschrieben; es erschien zuerst in französischer, dann in spanischer und italienischer Sprache. In diesen Ländern ist es immer noch äußerst heikel, darauf zu verweisen, daß der Mensch von den Säugetieren abstammt. Das bloße Nebeneinanderstellen der Worte für „Säugling" und „Säugetier" machte den Titel in der französischen, spanischen und italienischen Version provokativ – und dadurch attraktiv. Im Französischen zum Beispiel lautete der Titel: „Votre bebe est le plus beau des mamiferes."

Später schlug man mir vor, eine amerikanische Ausgabe vorzubereiten. Dafür mußte die Präsentation geändert werden, denn der Gedanke, daß die Menschen zu den Säugetieren gehören, ist in Amerika und anderen englischsprachigen Ländern kein bißchen provokativ. Außerdem besitzt die englische Sprache das richtige Wort für das grundlegende Bedürfnis aller Säugetiere in der Phase um die Geburt: *Privacy*. Dieses Wort ist schwer zu übersetzen. Es drückt den Zustand aus, in dem wir uns befinden, wenn wir uns nicht beobachtet fühlen. Es heißt nicht „Zurückgezogenheit". Es heißt nicht „Geheimhaltung". Es heißt nicht „Intimität". Es heißt nicht „Vertraulichkeit", am ehesten noch trifft Privat- bzw. Intimsphäre.

Daß die Geburtshilfe fast ausschließlich in den Händen von Ärzten liegt, ist das Spezielle an der Situation in Nordamerika. Hebammen sind rar. Ein Taxifahrer in New York weiß nicht, was eine Hebamme ist, er hat das Wort nie gehört. Um dieser besonderen Situation gerecht zu werden, wurden dem Buch daher die Kapital „Von Holland nach Malawi" und „Freud als Hebamme" hinzugefügt.

Dasselbe Buch kommt nun nach Europa zurück und erreicht die deutschsprachigen Länder. In Ländern, wo die Worte „Säugling" und „Säugetier" dieselbe Wurzel haben, ist es wenig provokativ, das Baby als Säuger zu behandeln und jeder Mensch weiß, was eine Hebamme ist, da immer eine Hebamme dabei ist, wenn ein Kind zur Welt kommt – es ist nicht nur gesetzlich so vorgesehen, sondern wird auch so praktiziert.

Dennoch ist dieses Buch auch für deutschsprachige Länder von Bedeutung, da auch die meisten deutschen Babies bei ihrer Geburt, wie in den 70er und 80er Jahren überall üblich, von Elektronik umgeben waren. Inzwischen haben riesige Statistiken – veröffentlicht in den angesehendsten Medizinjournalen – die Gefahren einer elektronischen Umgebung in der Phase um die Geburt verdeutlicht. In allen industrialisierten Ländern geht es jetzt darum, sich auf das post-elektronische Zeitalter vorzubereiten. Diese neue Ära setzt sich nicht überall in derselben Weise und im selben Tempo durch. In manchen Ländern, wie zum Beispiel in Großbritannien, neigt man dazu, die bereits existierenden Räume in den Kreis-Krankenhäusern gemütlicher einzurichten oder die Hausgeburt zu fördern. In Ländern wie den Vereinigten Staaten, Kanada und Australien geht die Tendenz eher dahin, kleine anheimelnde autonome Geburtshäuser zu schaffen. Dies scheint auch auf den deutschsprachigen Teil Europas zuzutreffen. Es gibt ein Modell für diese Vorgehensweise: Japan. In Japan kommen 40 Prozent aller Babies in kleinen Zentren zur Welt, und Japan hat die besten Statistiken der Welt.

Aber unabhängig davon, welche Route auf dem Weg ins postelektronische Zeitalter eingeschlagen wird, die grundlegenden Fragen sind überall dieselben. Der Einfluß der Umgebung in der Phase um die Geburt gilt heute als ernstzunehmender Faktor und ist Gegenstand wissenschaftlicher Untersuchungen.

Auch die Schwierigkeiten beim Stillen sind in allen industrialisierten Ländern gleich, und auch sie werfen überall dieselben

Fragen auf. So ist es möglich, dieses Buch schließlich für alle westlichen Länder zu bearbeiten ebenso wie für die Länder, in denen der Lebensstil stark vom Westen her geprägt ist.

Vorwort zur amerikanischen Ausgabe

In den 90er Jahren wimmelt es in den verschiedenen Ansichten über die Geburt von Widersprüchen:

– Einerseits hat es sich weit und bereit gezeigt, daß die einzige Auswirkung der elektronischen Herzton-Überwachung auf die Geburts-Statistiken in der Erhöhung der Kaiserschnittraten liegt. Andererseits werden in den Industrienationen die meisten Babys in einem Raum voller Elektronik geboren.

– Einerseits kommen einige der beeindruckensten Geburts-Statistiken – mit niedrigen Kaiserschnittraten – aus Holland, dem einzigen entwickelten Land, in dem immerhin jedes dritte Baby zu Hause geboren wird. Andererseits wird schwangeren Frauen auf der ganzen Welt im allgemeinen gesagt, Hausgeburt sei gefährlich.

– Einerseits zeitigt die Geburtshilfe in den westlichen Ländern, die nicht nur ein weit verbreitetes sondern auch ein gut etabliertes Hebammensystem besitzen, die besten Ergebnisse, mit niedrigen Kaiserschnittraten. Andererseits sind es genau die Länder, in denen das Hebammensystem am meisten unterbewertet oder sogar vom Aussterben bedroht ist, in denen die Zahl der Kaiserschnitte epidemische Ausmaße erreicht hat.

– Einerseits wird auf der Verwaltungsebene im öffentlichen Gesundheitswesen vielerorts verzweifelt nach Strategien gesucht, um die Kosten der medizinischen Behandlung zu senken. Andererseits wurde ausgerechnet, daß die elektronische Herztonüberwachung in den Vereinigten Staaten jedes Jahr ca. 400 Millionen Dollar verschlingt.

– Einerseits geben die befürchteten schädlichen Langzeitfolgen der geburtshilflichen Medikamente heute Anlaß zu großer Sorge, besonders im Hinblick auf Krebs und Drogenabhängigkeit. Andererseits ist keine allgemeine Tendenz auszumachen, den Einsatz dieser Medikamente zu reduzieren.

Eine solche Anzahl von Widersprüchen ist ganz typisch für eine Phase des Übergangs. Durch ihre zunehmenden wissenschaftlichen Möglichkeiten entdeckt die Geburtshilfe ihre eigenen Grenzen und beginnt schließlich abzuschätzen, welche Macht die Umgebung in der Phase um die Geburt hat.

Auch die Ökologie des Stillens wird zu einer Zeit aktuell, wo Wissenschaftler immer mehr davon überzeugt sind, daß Muttermilch einen unersetzbaren Wert hat. Die kurze Dauer der Stillzeit ist eine der Hauptsorgen des Gesundheitswesens. Wie kommt es, daß nur eine kleine Minderheit von Müttern ihre Babys mit sechs Monaten noch stillt, obwohl die meisten Mütter bei der Geburt stillen? Manche Autoritäten im Gesundheitswesen sind sich bewußt, daß die Einstellung der Gesellschaft als Ganzes eine entscheidende Rolle spielt. Durch das Erwirken von Gesetzen, die eine längere Abwesenheit vom Arbeitsplatz ermöglichen würden, wie es sie zum Beispiel in Schweden gibt, könnte von dieser Seite aus viel getan werden, um die Dauer der Stillzeit zu beeinflussen. Man könnte auch versuchen, mehr Einrichtungen zu schaffen, die Müttern das Stillen an öffentlichen Plätzen sowie in Geschäften und Autobahnraststätten erleichtert. Dahingehend lautet eine Empfehlung, die der britische Gesundheitsminister herausgegeben hat.

Gewöhnlich werden diese Fragen jedoch angegangen, ohne sie in den Rahmen unserer sehr speziellen Gesellschaft zu stellen, die sich durch die monogame Kleinfamilie auszeichnet. Die Dauer der Stillzeit und die Familienstruktur sind zwei Themen, die wir nie voneinander trennen sollten. Zu gegebener Zeit werden wir es deshalb in diesem Buch wagen, die grundlegende Frage zu erheben, die nur zu oft vermieden wird: Ist eine längere Stillzeit (auf kultureller Ebene) mit der monogamen Kleinfamilie vereinbar? Im Bereich von Geburt und Stillzeit sollten wir unablässig auf unsere Säuger-Abstammung und auf unsere Säuger-Bedürfnisse verweisen. Das ist der Grund, warum dieses Buch ursprünglich für Franzosen geschrieben wurde. Für viele Franzosen ist es immer noch ein herausfordernder Gedanke, den Mensch als Säuger zu sehen. Für Englischsprechende ist derselbe Gedanke nicht annähernd so provokativ. Wenn man ihnen sagt, sie seinen Säuger, macht das den meisten von ihnen wenig aus. Sie zeigen keinerlei Reaktion – als hätte man etwas gesagt, das jeder weiß. Ein Blick auf die Fakten der Geburtshilfe vermittelt jedoch das Gegenteil. Betrachten wir die Art und Weise, in der Babys in englischsprachigen Ländern geboren und genährt werden. Ihre grundlegenden Bedürfnisse werden dort nicht besser befriedigt, als in Frankreich. In manchen konventionellen Krankenhäusern ist es schwer, sich vorzustellen, wie das Säuger-Bedürfnis nach *Privacy* (s. o. S. 9) auch nur in Erwägung gezogen werden könnte. Es gehört zur Routine, den ersten Hautkontakt zwischen der Mutter und ihrem Neugeborenen zu verzögern und auf die Aufnahme des Stillens wird in vielerlei Art störend eingewirkt. Sogar die Befürworter der sogenannten natürlichen Geburt legen den Schwerpunkt auf das Bedürfnis nach Unterstützung, nach Hilfe, nach Begleitung. Das universelle Bedürfnis nach *Privacy* wird nicht hervorgehoben, und wenn es erwähnt wird, wird es nicht wirklich verstanden.

Generell läßt sich sagen, daß die überwiegende Zahl der Kulturen auf der ganzen Welt Ausreden erfunden haben, um das Bedürfnis nach *Privacy* in der Phase um die Geburt zu verleugnen. Zu den universellsten Rechtfertigungen gehört die Behauptung, Kolostrum (s. S. 83 ff.) sei für Neugeborene nicht gut. Dieser Glaube hatte evolutionär gesehen in der Vergangenheit wahrscheinlich einen Vorteil, nämlich als ein wirksames Mittel, die Beziehung zwischen der Mutter und ihrem Neugeborenen negativ zu beeinflussen. Gegenkulturelle Vergleiche lassen eine Verbindung zwischen der Qualität der Mutter-Kind-Beziehung und dem Respekt für Mutter Erde vermuten. Sie lassen ebenfalls vermuten, daß die Fähigkeit, über jedwede Form des Lebens zu dominieren, für das Überleben vieler Menschengruppen wichtiger gewesen ist, als ihr Respekt für Mutter Erde.

Heute liegen die Prioritäten anders. Es kann kein Vorteil mehr sein, den Respekt für unseren Planeten zu schwächen und in die Mutter-Kind-Beziehung einzugreifen. Um das Bedürfnis nach *Privacy* zu erkennen und die wirklich natürliche Geburt wiederzuentdecken, müssen wir über die Geburtshilfe und die gegenwärtigen Hebammen-Praktiken hinaussehen.

Aus diesem Grunde hielt ich es für sinnvoll, eine Übersetzung des ursprünglich französischen Textes herauszubringen.

1. Unsere Vorfahren waren Säugetiere

> Ich habe, mein Herr, Ihr neues Buch gegen
> die menschliche Rasse erhalten ... Mehr In-
> telligenz ist von niemandem jemals bei dem
> Versuch aufgebracht worden, uns zu Tieren
> zu machen; beim Lesen Ihres Buches entsteht
> das Verlangen in einem, auf allen Vieren zu
> laufen!
> – Brief von Voltaire an Rousseau nach Lektü-
> re von „Discours sur l'inegalite." 1755

Einhundert Jahre vor Darwin hat Jean Jacques Rousseau es
gewagt, den Menschen in das Königreich der Tiere aufzunehmen. Voltaire und die französischen Intellektuellen verbargen
ihre Unfähigkeit, seine Gedanken zu verstehen, hinter der Ironie.

Mehr als hundert Jahre nach Darwin lebt Voltaire immer
noch. Ich begegne ihm bei jedem meiner Besuche in Frankreich. Da ich seit 1985 fast kontinuierlich außerhalb Frank-
reichs gelebt habe, bin ich nun lediglich ein Gast. Die Erfahrung mit Hausgeburt, die ich in England gewonnen habe, ist
nicht nur fruchtbar sondern auch notwendig gewesen. Wie
könnte man die Wirkung der Umgebung auf den Geburtsvorgang und auf den ersten Kontakt zwischen der Mutter und
ihrem Kind verstehen, wenn man nicht selbst seine Umgebung
sowohl kulturell als auch sprachlich verändert hat? Um ein Bewußtsein vom tatsächlichen Potential zu entwickeln, das Frau-
en bei der Geburt zur Verfügung steht, und um unterscheiden
zu können zwischen dem, was grundlegend und universal ist
und dem, was nur bedingt und von örtlichen Gebräuchen abhängig ist, mußte ich mich über das, was ich im Rahmen eines
französischen Krankenhauses gelernt hatte, hinausbegeben.
Meine fünfundzwanzigjährigen Forschungsergebnisse fasse ich
oft mit den folgenden Worten zusammen: „Ich habe gelernt,
daß der Mensch ein Säuger ist. Alle Säuger suchen die Verbor-

genheit, die Isolation, wenn sie ihre Jungen zur Welt bringen. Sie brauchen *Privacy*. Beim Menschen ist es genau dasselbe. Wir dürfen dieses Bedürfnis nach *Privacy* nie außer Acht lassen." Diese Sichtweise wird in englischsprachigen Ländern ohne weiteres akzeptiert. Sie gilt einfach als vernünftig. Äußert man denselben Gedanken jedoch in Frankreich, erhält man sofort, selbst wenn man ihn in vorsichtigste Worte kleidet, eine bestürzte Antwort in einem deutlich Voltaire'schen Ton: „Wir sind aber keine Tiere." „Wir sind keine Ratten." „Wir sind Menschen, da wir über eine Sprache verfügen." „Unsere Fähigkeit, Symbole zu verstehen ..." „Unsere Eingebundenheit in ein kulturelles Milieu ..." „Unsere Kenntnis von der eigenen Sterblichkeit ..." Und so weiter.

„Der Mensch ist ein Säuger" – ein Klischee!

„Les etres humains sont des mammiferes" – eine provokative Behauptung!

Es ist unter vielen französischen Intellektuellen selbstverständlich, das menschliche Phänomen als das zu betrachten, was uns vom restlichen Königreich der Tiere unterscheidet, und die Tiefe, in die unsere Wurzeln reichen, zu ignorieren. Doch wenn wir diese Arroganz überwinden könnten, würde ein klares Bewußtsein dessen, was wir sind, nicht unterdrückt oder weggeschoben. Halten wir uns aufs neue vor Augen, welch überzeugende Lektion der Demut wir von dem lernen könnten, der sich vor 2000 Jahren dazu entschied, in einem Stall geboren zu werden.

Während die Entwicklung eines ökologischen Bewußtseins zum wichtigsten Ereignis dieses Jahrhunderts wird, müssen wir vor unseren alten Voltaire'schen Reflexen auf der Hut sein, denn es ist der Kernsatz der ökologischen Wissenschaften, daß alle Formen des Lebens voneinander abhängig sind.

„Voltaire: Ende einer Welt. Rousseau: Beginn einer neuen." Goethes Prophezeiung gewinnt eine ganz neue Bedeutung, wenn wir sie im Zusammenhang mit der menschlichen Geburt betrachten, wobei die Wiederentdeckung unserer tierischen Abstammung sogar noch dringender und notwendiger erscheint. Was Säugetiere auszeichnet ist die Art und Weise, in der sie geboren und als Säuglinge genährt werden. Es begann damit, daß sich vor etwa 200 Millionen Jahren ein Tierchen im Bauch der Mutter entwickelt hat, bevor es zur Welt kam.

Um ihren Nachwuchs durch den Vorgang der Geburt zur Welt zu bringen, müssen Säugetier-Weibchen eine Reihe von Hormonen produzieren. Es sind dieselben Hormone, die auch bei der Geburt des menschlichen Nachwuchses zur Wirkung kommen. Sie werden von den primitivsten Strukturen des Gehirns gebildet – von jenen, die wir mit allen Säugetieren gemeinsam haben. Diese Gemeinsamkeiten sollten immer unser Ausgangspunkt sein, wenn wir versuchen, ein besseres Verständnis vom Geburtsvorgang bei den Menschen zu bekommen.

Das heißt, wir *müssen* von diesem Punkt ausgehen, im großen und ganzen jedoch tun wir es nicht. Gewisse Ansichten über die Geburt, die grundlegende Mißverständnisse in Bezug auf die physiologischen Vorgänge fördern, haben eine enorme Glaubwürdigkeit verliehen bekommen. Die Franzosen sind verantwortlich für die allerbedeutsamsten Fehler. Fernand Lamaze, der Vater der sogenannten Lamaze-Methode, beliebte zu sagen, eine Frau müsse das Gebären lernen, gerade so, wie wir das Sprechen, das Lesen, oder das Schwimmen lernen müssen. Diese irrtümliche Vorstellung ist auf der ganzen Welt akzeptiert worden und hat letztendlich die Krise hervorgerufen, in der wir uns heute befinden.

Die Worte des amerikanischen Geburtshelfers Robert Austin Bradley sind bezeichnenderweise denen von Lamaze ganz ähnlich, und sie sind beispielhaft für die Sackgasse, in der wir stecken. Er verglich die Situation einer schwangeren Frau mit der einer Frau, die erfährt, daß sie in neun Monaten in tiefes Wasser geworfen werden wird. Natürlich würde die Frau diese neun Monate dazu nutzen, schwimmen zu lernen. Genauso solle eine schwangere Frau das Gebären lernen.

Betrachtet man die Geburt hingegen als unwillkürlichen Vorgang, der die alten, primitiven Säuger-Strukturen des Gehirns beansprucht, dann ist die Vorstellung, daß eine Frau das Gebären lernen müsse, nicht länger aufrechtzuerhalten. Bei dieser Betrachtungsweise versteht es sich von selbst, daß man einer Frau beim Gebären nicht aktiv helfen kann. Das Bemühen geht vielmehr dahin, sie vor jeder unnötigen Störung zu schützen.

Auf der ganzen Welt gibt es Frauen, die versuchen, ein Gegengewicht zur vorherrschenden intellektuellen Haltung zu bilden. In den deutsch- und englischsprachigen Ländern findet sich die konkreteste Form dieser Reaktion in der Arbeit von Geburtsvorbereiterinnen eines neuen Stils. Die meisten von ihnen sind Mütter, die, ohne spezielle Qualifikationen zu besitzen, nach der Geburt ihrer eigenen Kinder das Bedürfnis spüren, anderen Frauen zu helfen, die von ihrer persönlichen Erfahrung profitieren könnten. Sie organisieren Gruppen, deren Treffen häufig in den eigenen Wohnungen stattfinden. Im allgemeinen belasten sie sich nicht mit einer speziellen theoretischen Grundlage für ihre Arbeit, aber viele finden es nützlich, diese oder jene gedankliche Schule als Bezugspunkt anzugeben. Ihr Ziel könnte am ehesten als Informationsvermittlung und Erfahrungsaustausch beschrieben werden, nicht als Trainingsprogramm.

Diese neuen Geburtsvorbereiterinnen bemühen sich, in einer Gesellschaft, die sich durch die Kleinfamilie und durch die Krankenhausgeburt auszeichnet, die sozialen Bedürfnisse schwangerer Frauen zu befriedigen: Das Bedürfnis, mit anderen schwangeren Frauen sowie mit Müttern und Babys zusammenzukommen. Durch das Weitergeben von Wissen und Erfahrung nehmen sie den Platz ein, den traditionellerweise Mütter, Tanten und andere Frauen der älteren Generation innehatten. Sie füllen eine Lücke, die typisch ist für unsere Gesellschaft, in der die Generationenfolge von Mutter zu Mutter häufig unterbrochen ist.

In den Vereinigten Staaten begegnete ich einigen dieser Vertreterinnen einer anderen Art von Geburt. Sie spielen eine wichtige wissensvermittelnde Rolle, ohne sich selbst „Lehrerinnen" zu nennen. Eine von ihnen hat mir ihre Geschichte erzählt, die es verdient, hier weitergegeben zu werden.

Als Mädchen lebte sie auf der Farm ihrer Eltern in Nord-

Dakota und ihr Vater hatte ihr die Aufgabe übertragen, die Geburt der kleinen Ferkel zu überwachen. Er sagte ihr, was zu tun sei: „Laß' dich nicht sehen. Halte dich verborgen. Wenn die Sau sich beobachtet fühlt, wird die Geburt länger dauern und kann auch schwerer und komplizierter sein, und nach der Geburt nimmt sie sich vielleicht ihrer Jungen nicht an. Sie könnte sogar aggressiv werden. Also bleibe unauffällig – aber paß gut auf, was passiert. Obwohl eine Sau die fähigste Mutter ist, die man sich vorstellen kann, könnte sie aus Zufall eines ihrer acht, zehn oder noch mehr Jungen übersehen oder erstikken. Wenn es dazu kommen sollte, kannst du diskret und taktvoll eingreifen, nur um für die Sicherheit des kleinen Schweinchens zu sorgen, indem du es aus der Gefahrenzone rückst und es an die Zitze der Sau zurücklegst, sobald sie sich wieder auf die Seite gelegt hat."

Als dieses kleine Mädchen zur Frau geworden war, bekam sie eigene Kinder. Um sie zur Welt zu bringen, ging sie in eine Klinik, wo sie sich auf einen Tisch legen mußte, umgeben von Fachleuten, die ihr befahlen zu pressen oder nicht zu pressen und auf diese oder jene Weise zu atmen. Sie stellte fest, daß diese Fachleute von Geburt keine Ahnung hatten, und es wurde ihr bewußt, welch beträchtlicher Wert in den Ratschlägen lag, die sie von ihrem Vater erhalten hatte. So begann sie, Seminare, Workshops und Konferenzen abzuhalten, um die Art und Weise, in der Babies geboren werden, zu verändern. Und das ist der Grund, warum ich eine Reise nach Nord-Dakota gemacht habe.

Die junge Frau ist typisch für eine wachsende Zahl von Frauen, die – unabhängig von professionellen Experten – im Laufe der Jahre ein riesiges Potential an Kritik und Kreativität angesammelt haben, das noch latent und ungenützt liegt. Die Länder, deren Kaiserschnittraten absurde Proportionen erreicht haben und deren Geburtshelfer von gerichtlichen Klagen verfolgt werden, sind paradoxerweise am ehesten in der Lage, radikale Veränderungen einzuleiten. In Frankreich sind solche Geburtsvorbereiterinnen unbekannt. Formell qualifizierte Expertinnen monopolisieren hier die sogenannte Vorbereitung auf die Geburt und werden vom staatlichen System der sozialen Fürsorge vergütet. Der Mangel an berufenen Geburtsvorbereiterinnen und die intellektuelle Einstellung, die sich auf die Trennung zwischen dem Mensch und dem Königreich der Tiere konzentriert, sind zwei Ausdrucksformen einer Unfähigkeit, ganz einfache Fragen aufzuwerfen. Außerhalb meines Landes fällt es mir leichter, die typisch französischen Schwierigkeiten zu verstehen. Anfang der 80er Jahre war es mein erklärtes Ziel, ein Buch für die amerikanische Öffentlichkeit zu schreiben. Heute schreibe ich zuerst für die französische Öffentlichkeit. Doch warum heute?

2. Im Anbruch einer post-elektronischen Ära

In der westlichen Welt wurden während der vergangenen zwei Jahrzehnte die meisten Babies in einer Umgebung voller Elektronik geboren. Gynäkologen waren zu der Überzeugung gelangt, daß sie durch die kontinuierliche Aufzeichnung der kindlichen Herzschlagfrequenz während der Geburt mittels elektronischer Apparate, eine ideale Ausgangsbasis hätten, um manche Babies – sollte es notwendig werden – aus drohender Gefahr zu retten. Sie glaubten fest daran, daß die Geburt damit sicherer gemacht werden könnte. In Wirklichkeit jedoch handelte es sich dabei nur um eine Theorie, die nicht durch wissenschaftliche Beweise abgesichert war.

Viele Ereignisse aus jüngerer Zeit lassen den Schluß zu, daß die elektronische Ära der Geburtshilfe ihrem Ende entgegengeht. Wir befinden uns an einem Wendepunkt in der Geschichte der Geburt. Ein Wendepunkt ist ein Richtungswechsel, der haargenau aufgezeigt werden kann. Ich glaube, das entscheidende Datum ist in diesem Fall der 12. Dezember 1987; an diesem Tag erschien im *Lancet,* einem der maßgeblichen Medizinjournale der Welt, ein wichtiger Artikel. Dieser Artikel verglich acht Untersuchungen miteinander, die in Australien, in den USA und in Europa durchgeführt worden waren. Es waren mehrere Zehntausende von Geburten erfaßt worden, und die Gruppen von Frauen, die mit elektronischer Herztonüberwachung geboren hatten, wurden verglichen mit Gruppen von Frauen, die mit einer Hebamme entbunden hatten, die den Herzschlag des Babys nur in regelmäßigen Abständen abhörte. Mehrere dieser Untersuchungen waren bereits davor in den einflußreichsten Medizinjournalen veröffentlicht worden, zum Beispiel im *New England Journal of Medicine,* aber der *Lancet*-Artikel faßte zum erstenmal alle diese verschiedenen Untersuchungsergebnisse zusammen. Die umfassende Schlußfolgerung lautete, daß der einzig wesentliche Effekt der elektronischen Überwachung der kindlichen Herztöne – statistisch gesehen – darin besteht, die Rate der Kaiserschnitt- und Zangengeburten in die Höhe schnellen zu lassen. Es war auch nicht möglich, zwischen den beiden Gruppen entscheidende Unterschiede aufzuzeigen, weder was die Anzahl der Babies, die bei der Geburt lebten betrifft, noch hinsichtlich der Anzahl der Babies, die bei der Geburt gesund waren. Die einzig mögliche Deutung dieser Ergebnisse muß darauf hinauslaufen, daß der Einsatz von elektronischen Monitoren während der Geburt gefährlich ist. Er macht die Geburt komplizierter. Eine größere Anzahl von Babies muß durch eine größere Anzahl von operativen Eingriffen gerettet werden. Dank der Fakten, die uns die seriöseste und konventionellste medizinische Literatur vermittelte, sind diese Tatsachen auf der ganzen Welt bekannt.[1] Wir müssen uns nun über ihre volle Bedeutung uneingeschränkt im klaren sein.

Das heißt, daß für das Zurückgehen der Säuglingssterblichkeitsrate während des Geburtsvorgangs (das mit Beginn unseres Jahrhunderts eingesetzt hat und die letzten drei Jahrzehnte andauert) eine andere Erklärung gefunden werden muß, als die des routinemäßigen Einsatzes von kontinuierlicher elektronischer Überwachung. Es gibt nun keine Ausrede mehr für die Forderung, daß alle Babies bei ihrer Geburt von elektronischen Apparaten umgeben sein müssen. Um es allgemeiner auszudrücken: Es ist an der Zeit darüber nachzudenken, welchen Einfluß die Umgebung auf den Geburtsvorgang und auf den ersten Kontakt zwischen der Mutter und ihrem Neugeborenem hat. Wir müssen beginnen, neue und einfache Fragen aufzuwerfen und uns auf das post-elektronische Zeitalter vorzubereiten.

Für viele Ärzte ist es schwierig, diese Untersuchungsergebnisse mit ihren Überzeugungen und ihrem Praxisstil in Übereinstimmung zu bringen. Doch für manche Hebammen und Frauen, sogar für manche Ärzte, sind die Untersuchungsergebnisse, von denen im *Lancet* (und anderswo) berichtet wurde, nur eine Bestätigung dessen, was längst offensichtlich war. Anfang der 70er Jahre verlangte ich in unserer Klinik die Anschaffung eines elektronischen Monitors zur Aufzeichnung der kindlichen Herztöne, weil ich dachte, daß uns die damit gewonnene zusätzliche Information in einigen Fällen helfen könnte, unnötige Kaiserschnitte zu vermeiden. Nachdem Dominique den Apparat drei Monate lang ausprobiert hatte – sie ist unter den Hebammen unseres Teams diejenige, die am meisten Erfahrung hatte –, gab sie ihr Urteil ab: „Dieses Gerät taugt nur zur Erhöhung der Kaiserschnittrate."

Wäre das Bedürfnis nach *Privacy* und das Bedürfnis, sich nicht beobachtet und kontrolliert zu fühlen, besser verstanden worden, hätte die Wirkung der kontinuierlichen Überwachung vielleicht vorhergesehen werden können, und die elektronische Illusion wäre vermieden worden.

Studentinnen und Studenten die an einer medizinischen Fakultät beziehungsweise an einer herkömmlichen europäischen Hebammenschule ausgebildet werden, lernen dort, auf ganz bestimmte Fragen einzugehen. Sie lernen dort aber auch, ganz bestimmten anderen Fragen auszuweichen. Diese anderen Fragen müssen heute jedoch unbedingt beantwortet werden. Welche Umgebung kann während der Geburt hemmend auf die Frau einwirken? Welche Umgebung kann den ersten Kontakt zwischen der Mutter und dem Baby sowie die Aufnahme des Stillens störend beeinflussen?

Dies sind einfache und neue Schlüssel-Fragen und wir sind verpflichtet, sie während dieser Periode des Übergangs aufzuwerfen. Übersetzen wir sie einmal in die medizinische Fachsprache oder stellen sie gar als Thema für eine Prüfungsfrage: „Welche Arten von Umfeldfaktoren hemmen die menschliche Parturitio?" Medizinstudentinnen und -studenten haben sich noch nie in einem Examen Gedanken über diese Frage machen müssen. Wie wären sie auch in der Lage, das entsprechende Material zu recherchieren? Die Lehrbücher böten dabei keine Hilfe – jedenfalls nicht die Lehrbücher über den Menschen. Allerdings könnten sich Medizinstudentinnen und -studenten von Informationen Anregungen holen, die von Wissenschaftlern gesammelt wurden, die den Geburtsvorgang bei anderen Säugetieren studiert haben; diese Wissenschaftler haben die

Fragen genauso formuliert wie wir, und sie haben so manche interessante Antwort gefunden.

Die Untersuchungen, die für uns von besonderer Bedeutung sind, wurden von Niles Newton in Chicago durchgeführt. Sie verbrachte in den 60er Jahren einen Teil ihrer Laufbahn damit, den Einfluß der Umgebung auf die Geburt nichtmenschlicher Säugetiere auszuwerten. Insbesonders studierte sie die Geburt von Mäusen, wobei sie versuchte, die Umfeldfaktoren zu analysieren, die deren Geburten länger, komplizierter und gefährlicher machen. Von dieser Arbeit können wir lernen, welches die wichtigsten Strategien sind, um Geburten zu erschweren. Man könnte zum Beispiel das Weibchen während der Wehen in eine Umgebung bringen, die ihr nicht vertraut ist, an einen Ort, der anders aussieht und anders riecht, als sie es in ihrem Alltag gewohnt ist. Oder man könnte die werdende Mutter während der Geburt von einem Ort zum anderen verlegen. Ein weiteres Experiment hat demonstriert, daß auch ein durchsichtiger Glaskäfig zu erhöhten Komplikationen führen kann. Durch diese wissenschaftliche Vorgehensweise entsteht die Vermutung, daß Säugetiere sich lieber verstecken wenn sie ihren Nachwuchs zur Welt bringen. Sie brauchen *Privacy*.

Nachdem ich mich nun mehrere Jahrzehnte lang mit dem Einfluß der Umgebung auf die Geburt menschlicher Säuglinge befaßt habe, bin ich überzeugt, daß die Entdeckungen von Niles Newton auch auf den Menschen zutreffen. Glücklicherweise stieß ich früh genug auf den Wert ihrer Arbeit und war dadurch in der Lage, die Vielfalt des menschlichen Verhaltens in der Geburtsphase zu verstehen. Ich habe mir auch einige ihrer Lieblings-Schlagwörter ausgeborgt, wie zum Beispiel „Fötus-Ausscheide-Reflex." Wenn ich Arbeiten von Wissenschaftlern wie Niles Newton vergleiche mit dem, was ich über die Geburt des Menschen gelernt habe, lösen sich alle meine Zweifel in Nichts auf. Wir sind Säuger. Nun müssen wir die Zeit nachholen, die uns durch unsere fixe Idee von den Unterschieden zwischen den Spezies verlorengegangen ist. Wir sollten ohne uns zu schämen zugeben, daß andere Säuger uns helfen können, etwas wiederzuentdecken, was manche von uns vergessen haben. Und etwas, das die menschlichen Kulturen des Westens vergessen haben oder vergessen wollen, ist das Bedürfnis einer Frau nach *Privacy*, wenn sie ihr Kind zur Welt bringt und es willkommen heißt.

Man braucht nicht unbedingt auf wissenschaftliche Experimente zu verweisen, um des Bedürfnisses nach *Privacy* bei Säugetieren gewahr zu werden. Tatsächlich ist es ein viel beobachtetes und wohlbekanntes Merkmal des Säuger-Verhaltens, sowohl bei denen, deren Junge bei der Geburt schon voll entwickelt und autonom sind, wie bei Rindern und Schafen, als auch bei denen, die nicht im Entferntesten voll entwickelt sind, wie den Ratten. Das trächtige Schaf, normalerweise ein Herdentier, trennt sich zum Beispiel von seiner Schar, sobald die Geburt unmittelbar bevorsteht. Ein weibliches Dickhornschaf sucht sich den unzugänglichsten Fleck auf dem ganzen Berg aus und verharrt dort tagelang ohne Futter und Wasser in der Isolation, während es sein Junges erwartet. Das Rhesus Affenweibchen zieht von seiner Gruppe fort an den Rand des Waldes und wählt ein gut getarntes Versteck, damit es alleine werfen kann, ohne den neugierigen Blicken und der unerwünschten Aufmerksamkeit anderer Gruppenmitglieder ausgesetzt zu sein.

Selbst die Säugetiere, die nicht die Möglichkeit haben, sich von der Gruppe zu entfernen, versuchen sich zu isolieren. Die Ratte – die normalerweise nachts auf Beutesuche geht – wirft während des Tages, und die Stute – die normalerweise tagsüber grast – wirft während der Nacht.

Warum verbergen und isolieren sich Säugetiere, um ihre Jungen zur Welt zu bringen? Was ist der Grund für dieses universale Bedürfnis nach *Privacy*? Offensichtlich geht es nicht darum, sich vor Raubtieren zu schützen. Denn wenn das das treibende Motiv wäre, böte die Gruppe den besten Schutz. Die Weibchen verstecken sich, um sich vor den anderen Mitgliedern der eigenen Gruppe zu schützen. Und warum? Zur Beantwortung dieser Frage wurde dieses Buch geschrieben, und die Frage ist von zu großer Bedeutung, um sie kurz und bündig beantworten zu können.

Kehren wir zunächst zu einigen praktischen Überlegungen zurück, die für unsere Zeit charakteristisch sind. Ist es möglich, in der Entbindungsstation eines Krankenhauses eine Atmosphäre von *Privacy* zu schaffen? Wie könnte dies geschehen? Diese grundlegenden Fragen stehen am Anfang des postelektronischen Zeitalters.

3. Die Klinik der Zukunft

Die Geburtshäuser oder Entbindungskliniken der Zukunft werden mit den Entbindungsstationen des elektronischen Zeitalters vermutlich wenig gemeinsam haben. Natürlich werden sie an ein Krankenhaus angeschlossen sein – das heißt, sich in nächster Umgebung eines Gebäudes befinden, wo ein Ärzteteam den Frauen und Hebammen Tag und Nacht zur Verfügung steht und bereit ist, diese wunderbare Operation, die man Kaiserschnitt nennt, durchzuführen, sollte sie einmal unvorhergesehenerweise notwendig werden.

Mit den heutigen chirurgischen Techniken und mit Hilfe moderner Betäubungsmittel durchgeführt, gilt die Entbindung durch Kaiserschnitt als der wichtigste Fortschritt auf dem Gebiet der Geburtshilfe in unserem Jahrhundert. Ein solcher Fortschritt verdient es, daß man ihn beibehält. Der Kaiserschnitt dient als Modell, er stellt den Bezugsrahmen für jede andere Notoperation dar. Jedes chirurgische Notfallteam sollte in der Lage sein ihn auszuführen, doch er sollte nicht zur normalen Entbindungsweise werden. Er sollte uns nicht als Vorwand dienen, um unsere Ignoranz gegenüber den physiologischen Geburtsprozessen aufrechterhalten zu können.

Wie läßt sich in einem Geburtshaus oder in einer Entbindungsklinik eine Atmosphäre von *Privacy* schaffen? Ist es Müttern überhaupt möglich, sich in solchen Häusern nicht beobachtet und kontrolliert zu fühlen? Wie soll dies gehen? Es ist allgemein bekannt, daß es an einem vertrauten Ort leichter fällt ein Gefühl von *Privacy* zu entwickeln, und jeder weiß das, auch wenn er oder sie noch nie etwas von unserer Säuger-Natur oder von Mäuse-Experimenten gehört hat! Das vorrangige Bemühen muß sein, der werdenden Mutter die Möglichkeit zu geben, sich an den Ort der Geburt gewöhnen zu können. Man muß ihr helfen, sich zu Hause zu fühlen. Es genügt nicht, sie durch die Räumlichkeiten zu führen und ihr zu zeigen, wo der Schreibtisch der Hebammen steht und wo sich der Entbindungsraum oder das Fernsehzimmer befinden. Um eine echte Vertrautheit mit einem Ort zu entwickeln, muß man häufig dort gewesen sein, und man muß immer wieder dorthin zurückkehren, um dort etwas zu tun. Und noch besser ist es, wenn es dort etwas Erfreuliches zu tun gibt. Geburtshelfer, denen es darum geht, dem Bedürfnis nach *Privacy* Vorrang zu verschaffen, müssen sich in Zukunft darüber Gedanken machen, welchen Beschäftigungen schwangere Frauen nachgehen könnten und wie diese sich in einem Geburtshaus entwickeln ließen. Es ist wichtig, diese Fragen zu stellen. Erst dann ist es möglich, verschiedene Antworten zu finden, die die zeitlichen und räumlichen Verhältnisse, die Bevölkerungsschicht, die unterstützt werden soll, und die Persönlichkeit der Menschen, die in einem Geburtshaus die Verantwortung tragen, berücksichtigen.

Wir fanden eine Antwort, die für unsere Entbindungsklinik in Pithiviers, Frankreich, hervorragend geeignet war. Die schwangeren Frauen und die Belegschaft versammelten sich regelmäßig zum gemeinsamen Singen um ein Klavier! Gibt es etwas Einfacheres oder Angenehmeres? Kostspielig war es gewiß nicht. Jemand hat ausgerechnet, daß man für den Preis von einem elektronischen Herzton-Wehenschreiber zwölf gebrauchte Pianos anschaffen kann.

Ich könnte ausführlich und in allen Einzelheiten von diesem gemeinsamen Singen erzählen. Singen kann als Atemübung angesehen werden, es kann aber auch – in einem anderen Zusammenhang – als grundlegendes menschliches Bedürfnis betrachtet werden: als ein kulturübergreifendes Bedürfnis, das in unserem Zeitalter der beruflichen Sänger, der Medien und der verfeinerten Tonaufzeichnungsmethoden nur noch schwer zu erfüllen ist. Man kann das Singen auch aus dem Blickwinkel des Fötus sehen, dessen frühreifer Vibrations-Sinn nach Stimulation verlangt. Um nicht zu vergessen, wie beliebt das Singen in Gruppen ist, brauchen wir uns nur einmal daran zu erinnern, daß der Mensch ein Herdentier ist und daß die sozialen Bedürfnisse schwangerer Frauen und junger Mütter in unserer

Gesellschaft immer zum falschen Zeitpunkt befriedigt werden. Schwangere Frauen und stillende Mütter werden im allgemeinen gerade dann allein gelassen, wenn sie starke soziale Unterstützung benötigen; während Frauen, die gebären, von drei oder vier Leuten umgeben sind, ausgerechnet zu einem Zeitpunkt, wenn sie vor allem anderen *Privacy* brauchen.

Kommen wir also auf das Bedürfnis nach *Privacy* zurück. Wenn wir uns an einem Ort befinden, wo wir nicht nur Gedanken sondern auch Gefühle mit anderen geteilt haben, sei es durch Singen oder Tanzen, dann entwickelt sich eine Verbundenheit mit diesem Platz. Der Ort wird uns ebenso vertraut wie die Menschen. Rückblickend fällt es mir schwer, mir irgendeine Beschäftigung vorzustellen, die besser geeignet wäre, die geistigen Vorstellungen, die sich normalerweise mit dem Wort *Klinik* verbinden, zu verändern. Vorausgesetzt, daß sich alle Mitglieder der Belegschaft – Hebammen, Krankenschwestern, Ärztinnen und Ärzte ebenso wie Büroangestellte – unter die Eltern, Babies, Kinder und auch Großeltern mischen, ist dieser Schritt stets erfolgversprechend. Während der Geburtsphase kommt es auf viele Einzelheiten an, die sich leicht mit der Vorstellung von *Privacy* verbinden lassen. Wenn eine Frau in den Wehen im Geburtshaus oder in der Entbindungsklinik ankommt, sollte sie idealerweise sofort das Zimmer belegen können, das in den Stunden bis zur Geburt und unmittelbar danach ihr Bereich sein wird. Genau wie die Mäuse von Niles Newton eine längere, kompliziertere und oft auch gefährlichere Geburt hatten, wenn sie von einem Ort an einen anderen verlegt wurden, führt es häufig zu einer Geburtsverzögerung, wenn eine werdende Mutter von einem Stationszimmer in den Kreißsaal verlegt werden muß, wie alle Hebammen wissen. Heute halten sich Frauen mindestens an drei verschiedenen Orten eine Weile auf, egal in welcher Art von Geburts- oder Krankenhaus sie entbinden: wenn die Wehen einsetzen, sind sie zu Hause; danach in einem Fahrzeug; und schließlich in dem Gebäude, wo das Baby zur Welt kommen wird.

Ich habe einmal in den USA eine Entbindungsklinik besucht, deren Geburtszimmer mit unseren in Pithiviers viel gemeinsam hatten, allerdings gab es hier – weitaus besser – so viele von diesen Zimmern, daß jede Frau unmittelbar nach der Ankunft eines davon in Beschlag nehmen und bis zur Geburt, und sogar noch im Anschluß daran, behalten konnte. Unser *Salle Sauvage* in Pithiviers ist häufig beschrieben und nachgeahmt worden. Mitte der 70er Jahre war es vollkommen neu, ein Geburtszimmer in einem Kreiskrankenhaus farblich vorwiegend in Braun- oder Creme-Tönen zu gestalten, und es war unvorstellbar, daß es keine medizinischen Apparaturen im Raum geben würde und auch kein Entbindungsbett, das eine ganz bestimmte Gebärhaltung vorschreibt. Es gibt ein paar Einzelheiten an unserem gemütlichen Gebärplatz, die ich damals noch beharrlicher hervorheben hätte sollen, aber erst nachdem ich Erfahrungen mit Hausgeburt gesammelt hatte, habe ich verstanden, wieviel sie wirklich bedeuten. Zu behaupten, daß nur diejenigen die Kliniken der Zukunft gestalten können, die Erfahrung mit Hausgeburten haben, erscheint paradox. Mir wurde jedenfalls erst vor ganz kurzer Zeit richtig klar, welch enorme Bedeutung in der Größe des Geburtszimmers liegt.

Wieder einmal muß auf das Verhalten anderer Säugetiere verwiesen werden, die normalerweise versuchen, eine kleine Ecke oder einen kleinen vertrauten Platz zu finden, wo es leichter ist, sich *privat* zu fühlen. Wird eine Hausgeburt geplant, so besteht die Versuchung, den Raum für die Geburt herzurichten und im voraus festzulegen, um – wenn möglich – den Teppichboden zu schützen! Recht häufig jedoch kommt das Baby dann da zur Welt, wo niemand es erwartet hat – und es ist immer im kleinsten Raum, den es gibt, zum Beispiel in einem Kinderzimmer oder im Bad. Ich habe mich immer gefragt, warum es manchmal anscheinend effektiver ist zu duschen anstatt zu baden. Vielleicht ist es nur deshalb so, weil die Dusche normalerweise in eine winzige Ecke eingebaut ist. Eine Frau hat einmal zu mir gesagt: „Mein Traum ist es, in einem Schränkchen zu gebären." Ein anderes Paar hatte den herrlichen Teppichboden seines riesigen Schlafzimmers im voraus abgedeckt. Doch die werdende Mutter flitzte im letzten Moment in eine Ecke hinter dem Klavier, hing sich an einen Garderobenständer und bekam ihr neun-Pfund-schweres Baby auf dem einzigen Fleck in der Wohnung, an dem der Teppichboden nicht geschützt war! In Italien besuchte ich einmal ein Geburtszimmer, das eine vergrößerte Kopie des Raums in Pithiviers darstellte, aber die Atmosphäre war vollkommen anders – viel ehrfurchtseinflößender und beängstigender. Ist es einfacher, ein Kind in einem kleinen oder in einem großen Zimmer zur Welt zu bringen? Solche neuartigen, simplen und fruchtbaren Fragen tauchen unverzüglich dann auf, wenn der Mensch unter den Säugetieren eingeordnet wird. Es gibt noch ein Detail, das ich heute viel wichtiger finde, als ich es mir in der Vergangenheit hätte vorstellen können: Ein gewisser Grad von Unordnung kann ab einem bestimmten Punkt eine Atmosphäre von *Privacy* verstärken. Im Anschluß an den Besuch einer Entbindungsstation sannen eine Hebamme und ich einmal darüber nach, warum wir uns dort nicht wohlgefühlt hatten. Der einfache Grund: alles war tipptopp gewesen. Nur wenigen ist es in Pithiviers aufgefallen, daß ich die Gewohnheit hatte, jeden Tag eine diskrete Runde durch die Räumlichkeiten zu drehen, nur um ein wenig Unordnung zu schaffen. Damals folgte ich nur einer unbewußten Eingebung, heute jedoch wage ich es, darüber offen zu sprechen. Wenn ich zu einer Hausgeburt gerufen werde und mich sofort zu Hause fühle, weiß ich nun warum.

Ein kleines Zimmer, eine kleine Ecke, ein paar Sachen, die nicht genau da sind, wo sie hingehören – schon das würde genügen. Aber es gibt noch ein Detail, das vollkommen undenkbar ist mit der Vorstellung eines Entbindungszimmers in der elektronischen Ära, obwohl wir damit lediglich etwas wiederentdecken, was die meisten Säuger instinktiv wissen: Im Dunkeln fühlt man sich weniger beobachtet. Die meisten Säugetierweibchen versuchen, eine dunkle Ecke zu finden, um ihren Nachwuchs zur Welt zu bringen, und Dunkelheit ist für die Geburt der menschlichen Säuglinge vielleicht noch wichtiger als für viele andere Säuger. Dennoch gibt es sogar Hausgeburts-Hebammen, die die Bedeutung des gedämpften Lichts unterschätzen, auch wenn sie ansonsten sehr sorgsam darauf achten, die Geburt so wenig wie möglich zu stören.

Der Geburtsvorgang ist ein Gehirnvorgang. Wehen und Geburt aktivieren den primitiven Teil des Gehirns, den wir mit allen anderen Säugern gemeinsam haben. Dieser Teil des Gehirns muß die Hormone produzieren, die für wirksame Gebärmutterkontraktionen notwendig sind, aber seine Funktionen können hier genauso gehemmt werden, wie während aller anderen sexuellen Aktivitäten. Diese Hemmungen gehen von dem neuen Hirn, dem Neokortex,[2] aus, der uns zu Rationalität und Wissenschaftlichkeit befähigt, und dazu, uns mit Hilfe der Sprache miteinander zu verständigen. Das Ausschütten der für den Geburtsvorgang notwendigen Hormone ist begleitet von einer Reduzierung der Aktivität des neuen Gehirns; und das ist der Grund, warum sich Frauen ab einem bestimmten Stadium bei einer normalen physiologischen Geburt scheinbar von allem, was sie umgibt und auch von ihren Helfern lösen, um sich auf einen anderen Planeten zu begeben. Ihre Bewußtseinsebene verändert sich, und das muß auch so sein, wenn der richtige Hormonspiegel erreicht werden soll. Andererseits kann man den Fortgang einer Geburt bremsen, indem man den Neokortex anregt und der werdenden Mutter Fragen stellt, etwa: „Bei welcher Krankenkasse sind Sie versichert?"

Ein weiterer wohlbekannter Stimulus für den Neokortex ist das Licht. Diejenigen, die die elektrische Aktivität des Gehirns durch die Elektroenzephalographie erforschen, wissen das sehr genau. Der Gesichtssinn ist der intellektuellste von allen unseren Sinnen. Daraus läßt sich die besondere Bedeutung der Dunkelheit während der menschlichen Geburt folgern. Wenn wir daran denken, daß menschliche Wesen sich durch die riesige Entwicklung ihres Neokortex auszeichnen – durch den Teil des Gehirns also, der die instinktiven unwillkürlichen Prozesse hemmt –, beginnen wir zu verstehen, daß Dunkelheit für die Geburt menschlicher Säuglinge wahrscheinlich sogar noch wichtiger ist als für die Geburt anderer Säuger. Es ist genau diese Entwicklung des Neokortex, die jede instinktive menschliche Verhaltensweise so anfällig macht, so abhängig von der Umgebung. Natürlich gibt es viele Leute, die keine langen Erklärungen brauchen, bis sie einsehen, daß sich das Gefühl von *Privacy* leichter einstellt, wenn man die Vorhänge zuzieht.

Für eine vertraute Räumlichkeit zu sorgen, die Größe des Geburtszimmers zu berücksichtigen, die Vorteile eines gewissen Grades an Unordnung und die Dunkelheit zu nutzen – es ist leicht, alle diese Erfordernisse zu erfüllen. Man muß sich nur ihrer Bedeutung bewußt sein. Und jede Entbindungsklinik könnte über Nacht darauf eingestellt werden.

Natürlich werden ganz andere Fragen aufgeworfen, wenn man sich einer langfristigen Vision hingibt. Welche Vorgaben sollen Architekten bekommen, die die Baupläne der Entbindungszentren der Zukunft entwerfen? In welcher Größenordnung sollten sich diese ansiedeln? Wäre es besser, wenn es ein paar riesengroße Zentren gäbe, in denen pro Jahr Tausende von Babies zur Welt kommen, oder wären sehr viele kleine Zentren besser, die pro Jahr jeweils nur ein paar Hundert Geburten haben? Wird die derzeitige, rechteckige Gebäudeform runderen Linien weichen? In unserem Beton-Zeitalter besteht sogar der Ort der Geburt aus Materialien, die von Menschenhand künstlich geschaffen wurden. Vielleicht werden organische Baustoffe wie Ton, Holz oder einfach Ziegel bevorzugt – Baumaterial das atmet, das Feuchtigkeit von innen nach außen leitet und umgekehrt. Wahrscheinlich wird man sich bei der Standortwahl des Zentrums auch über das elektromagnetische Umfeld Gedanken machen und ebenso auf das räumliche Verhältnis zu nahegelegenen elektrifizierten Bahnlinien oder Hochspannungsleitungen achten müssen.

Eine neue Architekten-Generation neigt heute dazu, die Wechselwirkung eines Gebäudes sowohl mit seiner Umgebung als auch mit den Menschen, die darin arbeiten oder leben, in Betracht zu ziehen. Manche modernen Gebäude können der Gesundheit ihrer Bewohner schaden und wir erfahren, daß dieser Fluch – das sogenannte „Sick-Building-Syndrom" – auf die rasche Entwicklung der Baumaterial-Technologie zurückgeführt werden kann. Die Fragen zu stellen ist – wie immer – der Punkt, auf den es ankommt. Die Antworten finden sich dann von selbst.

4. Auf einem anderen Planeten

Da das Wort *Privacy* bedeutet, nicht beobachtet zu werden beziehungsweise sich nicht beobachtet zu fühlen, ist es eine ganz zentrale Frage, von welchen Menschen die Frau während der Geburt umgeben ist. Wie wird es in den Geburtszentren der Zukunft damit aussehen?

Die meisten Säugetiere haben das Problem auf die allereinfachste Weise gelöst: Sie verbergen sich, sie sondern sich ab.

Es ist zu vermuten, daß viele Menschen, in Kulturen fern der unseren, einmal denselben Brauch pflegten. Ein Film von Wulf Schiefenhövel über Geburten bei den Eipos, einem Stamm auf Neu Guinea, zeigt, wie werdende Mütter sich in den Busch zurückziehen, sobald die Geburtswehen einsetzen. In anderen Kulturen, zum Beispiel bei den Turkomenen in Zentralasien oder bei kanadischen Indianerstämmen, war es ebenfalls üblich, sich auf diese Weise abzusondern. Es verdient Beachtung, daß gerade in den Kulturen, in denen die Frauen sich zum Gebären zurückziehen, die Entbindungen als einfach gelten.

Dies ist allerdings in den meisten Gesellschaften, die bis zum heutigen Tage überlebt haben, nicht der Fall. In den meisten dieser Kulturen – zu denen auch unsere noch bis vor nicht allzu langer Zeit gehörte – haben Frauen immer versucht, sich zumindest vor der Anwesenheit ihrer Männer zu schützen. Geburt war Frauensache. Natürlich haben Männer ihrerseits immer versucht, sich in der Phase um die Geburt eine gewisse Bedeutung einzuräumen. So haben die meisten Kulturen auf einer bestimmten Stufe ihrer Entwicklung zum selben Kompromiss in diesem Zwist gefunden: Die emotionalen Reaktionen des Vaters wurden kanalisiert, sein Bedürfnis, eine Rolle zu spielen befriedigt, während er gleichzeitig der gebärenden Frau vom Leibe gehalten wurde. Dies ist es, was im allgemeinen *Couvade* genannt wird, und es bedeutet, daß der Ehemann seine gebärende Frau imitiert. An manchen Orten ist es seine Aufgabe, das Baby der Gemeinschaft zu präsentieren; es kann auch sein, daß er versorgt wird oder Glückwünsche entgegennimmt. Auch das Eindringen der Männer anläßlich solcher Zeremonien wie der Beschneidung oder Taufe haben Frauen lange Zeit geduldet. Vom siebzehnten Jahrhundert an wurde jedoch die Anwesenheit eines männlichen Arztes im Geburtszimmer immer mehr zur Regel.

Das neueste Phänomen bei diesen Kompromissen in der *Privacy* der Geburt – ein Phänomen das Mitte unseres Jahrhunderts in Erscheinung zu treten begann – ist in der bisherigen Geschichte der Menschheit und sogar in der Geschichte der Säugetiere so gut wie noch nie vorgekommen. Viele Frauen spürten auf einmal das Bedürfnis nach der Teilnahme des Vaters an der Geburt ihres Kindes. Das war wirklich etwas Neues. Am Beginn unseres Jahrhunderts, bevor die Krankenhausgeburt zur allgemeinen Regel geworden war, hielt sich der Vater des Babys lediglich irgendwo im Hause auf und wurde mit praktischen Aufgaben betraut, wie zum Beispiel mit dem Herbeischaffen von riesigen Kübeln heißen Wassers.

Damals hätte man nicht wirklich von einer „Teilnahme" des Mannes sprechen können. Geburt war immer noch eine strikt weibliche Domäne. Doch man muß sich ins Gedächtnis rufen, wie es begonnen hat, um erklären zu können, was momentan vor sich geht. Die Teilnahme des Kindesvaters an der Geburt begann sich einzubürgern, als immer mehr Geburten im Krankenhaus stattfanden. Etwa zur gleichen Zeit unterlag die Rolle der Hebamme einem bedeutsamen Wandel: Sie wurde entweder zu einem anonymen Mitglied des geburtshilflichen Teams oder sie verschwand ganz von der Bildfläche. Als dieser Wandel sich vollzog, reduzierte sich außerdem die Größe der Familie auf die Dimension der heutigen Kleinfamilie.

Noch befinden wir uns zu sehr in unmittelbarer Nähe, als daß wir eine vertretbare Ansicht dieser Phänomene haben, dennoch erregen sie bereits neue Bedenken. Die Frage der Anwesenheit anderer bei einer Geburt ist heute komplizierter als je zuvor, doch ein paar einfache Regeln können kurz zusammengefaßt werden. Aphoristisch ausgedrückt: „Die Länge einer Geburt ist proportional zur Zahl der anwesenden Menschen".

Um die Komplexität dieser entscheidenden Frage zu erfassen sowie der unzähligen Situationen, zu denen es kommen kann, wollen wir einmal ein paar Szenarios betrachten, denen ich sowohl bei Hausgeburten als auch bei Klinikgeburten begegnet bin. Der springende Punkt, auf den ich hier hinaus will ist der, daß es mit genügend Erfahrung oft möglich ist, auf der Stelle einzuschätzen, ob eine Geburt lang und kompliziert verlaufen wird oder kurz und leicht vonstatten geht – oft reicht es aus, sich kurz umzusehen oder sogar nur einen kurzen Blick durch den Türspalt zu werfen. Schon mein allererster Eindruck wenn ich bei einer Hausgeburt ankomme, vermittelt mir sehr viel. Es ist zum Beispiel ein gutes Zeichen, wenn sich die Frau ins Bad gesperrt hat. Das läßt darauf schließen, daß das Baby bald kommen wird. Leider macht dieses äußerst vielsagende Verhalten die Mitglieder der Geburtshilfeteams in einem Krankenhaus normalerweise sehr nervös. Meist finden sie es dann nötig, an die Tür zu klopfen und zu rufen: „Schließen Sie auf!" und: „Was ist, wenn das Baby kommt, und Sie nicht aufmachen können?"

Ich bin auch optimistisch, wenn ich die gebärende Frau auf dem Boden kauernd vorfinde – gerade dabei, sich auf einen anderen Planeten zu begeben – und wenn niemand außer einer Hebamme, die in Ruhe Zeitung liest, bei ihr ist. Eine erfahrene Hebamme braucht die *Privacy* der gebärenden Frau nicht durch wiederholte vaginale Untersuchungen zu stören. Sie braucht sich nicht wie eine Beobachterin zu verhalten. Als „erfahren" bezeichne ich eine Hebamme, die mit Frauen vertraut ist, deren Geburten nicht „geleitet" werden müssen, die keine Hemmungen haben laut zu sein, zu atmen, wie sie gerade wollen, und jede mögliche Körperhaltung einzunehmen, die ihnen bequem erscheint. Allein vom Zuhören wird die Hebamme mehr über den Geburtsverlauf erfahren, als sie beim Eindringen mit ihren Fingern herausfinden könnte.

Wenn die werdende Mutter mit dem Vater ihres Babys alleine ist, und er anscheinend ihre Gefühle wirklich teilt, das heißt, gleichzeitig mit seiner Frau unsere Welt verläßt – ein Szene, die man vor fünfzig Jahren noch für unglaublich gehalten hätte –, wird sich die Geburt wahrscheinlich auch nicht als langwierig oder kompliziert erweisen. In diesem Fall, um es noch einmal zu sagen, verhält sich niemand wie ein Beobachter. Hier gebärt nicht die Frau sondern das Paar. Ganz anders verhält sich die Sache, wenn der Mann sich vor seine Frau plaziert und ihr in die Augen schauen will. Es ist, als ob er sagen würde: „Bleib bei mir", wenn seine Frau bereit ist, auf eine andere Bewußtseinsebene zu wechseln. Augenkontakt ist ein machtvolles Kommunikationsmittel zwischen zwei Menschen. Es gibt Gelegenheiten, wo es ganz besonders darum geht, von dieser Macht Gebrauch zu machen – zum Beispiel wenn ein Therapeut ein autistisches Kind während einer sogenannten Festhalte-Sitzung dazu auffordert, in die Augen seiner Mutter zu schauen. Während eine Frau in den Wehen ist, wirkt ein solches Verhalten jedoch den Geburtskräften entgegen. Wenn ein Mann sich vor seine Frau plaziert, benimmt er sich wie ein Beobachter, und er begibt sich außerdem in ein Position der Kontrolle, bereit, diese oder jene Körperhaltung, diese oder jene Atemtechnik vorzuschlagen. Sollte dies der Fall sein, dann kann mit einer langwierigen und schweren Geburt gerechnet werden. Die Lage wird entsprechend verschlimmert, wenn mehrere Leute dabei sind, die sich wie Beobachter verhalten – und wenn womöglich noch irgendwo eine Kamera surrt.

Manche Frauen besitzen die Fähigkeit, sich vor der ganzen Welt abzuschirmen, so daß das Verhalten ihres Partners und anderer Helfer ihnen nichts ausmacht, egal, was sie gerade tun. Ich kenne eine Frau, die sich in einem hektischen Krankenhaus unter einem großen Handtuch verbarg und auf diese Weise eine schnelle Erstgeburt hatte. Bei der Geburt ihres zweiten Babys blieb sie zu Hause und verbarg sich unter ihrem Morgenmantel.

Obwohl das Verhalten der Helfer unter solchen Umständen eigentlich keine Rolle spielt, ist doch ihre bloße Anwesenheit bereits von Bedeutung. Es gibt keine *Privacy* ohne ein Gefühl von Sicherheit. *Privacy* muß beschützt werden.

Mein besonderes Interesse gilt der Haltung mancher Männer, die gerne in der Nähe der Geburtszimmer bleiben, was den Anschein erweckt, daß sie die *Privacy* ihrer Frauen von außen her beschützen. Will jemand das Zimmer betreten ist es, als ob sie mit einer Handbewegung oder mit ein paar Worten sagen würden: „Nein, jetzt nicht. Sie ist in den Wehen."

Diese jungen Männer scheinen trotz des gegenwärtigen enormen sozialen Drucks, der vorgibt, daß der Mann bei der Geburt dabeisein muß, eine der ursprünglichen Rollen des Mannes wiederentdeckt zu haben: Frauen und Babies vor anderen Menschengruppen und allen möglichen räuberischen Wesen zu schützen.

Zu einer Zeit, wo das unmittelbare Vater-Baby-Bonding sehr hervorgehoben wird – indem man den Vater dazu auffordert, schon mit dem Ungeborenen in der Gebärmutter zu kommunizieren und die Erfahrung der Geburt zu teilen, und alles das innerhalb des kleinfamiliären Rahmens – kann es sich lohnen, die Beschützer-Rolle des Mannes etwas eingehender zu betrachten und wieder einmal auf unsere Primaten-Veranlagung hinzuweisen.

In der Welt der Primaten hat es den Anschein, daß sich die Bindung zwischen Vater und Baby normalerweise über die Mutter entwickelt. Das Männchen will das Weibchen beschützen, mit dem es sich gepaart hat, und damit auch ihre Jungen. Sein Mangel an Agression gegenüber dem Jungen, oder vielleicht seine Bindung, stammt vom mütterlichen Interesse her. Wenn die Vater-Kind-Bindung zu sehr die Mutter-Kind-Bindung kopiert, kann das gefährlicher sein, als wir allgemein annehmen, weil die hormonelle Grundlage dieser beiden Vorgänge so verschieden voneinander ist. Die Vater-Kind-Beziehung braucht Zeit und baut sich allmählich auf. Sie folgt einem chronologischen Muster, das wir wahrscheinlich erst wieder erlernen und in Betracht ziehen müssen.

Ich kann mich an Hunderte von wunderbaren Geburten erinnern, an denen der Vater intensiv beteiligt war. Das hat sicherlich die Kameradschaft des Paares intensiviert, unter Umständen aber vielleicht nicht ihr sexuelles Interesse aneinander. Jedenfalls folgte manchmal schon nach einem Jahr – oder auch später – eine gütliche Scheidung, und das Kind wurde anschließend von den Eltern sozusagen geteilt.

Es ist von größter Bedeutung, die Komplexität dieser Frage zu erkennen und der Versuchung zu widerstehen, eine Reihe neuer Regeln aufzustellen. Ich kenne Frauen, die es nicht gewagt haben einzugestehen, daß es ihnen in einer bestimmten Geburtsphase lieber gewesen wäre, wenn ihre Männer einen langen Parkspaziergang gemacht hätten. Und natürlich gab es auch Männer, die sich einfach aus Anpassung an den gegenwärtigen sozialen Trend heraus verpflichtet gefühlt haben, an der Geburt teilzunehmen.

Viele moderne Frauen beteuern, daß sie ohne die Unterstützung ihrer Partner die Geburt nicht überstanden hätten, ebenso sagen viele Männer, die Geburt des Babys sei für sie ein bereicherndes und lohnendes Erlebnis gewesen. So ist auch tatsächlich jede Paarbeziehung ein Fall für sich: es gibt Paare, die sich noch in der Phase der Verführung befinden; Paarbeziehungen, die von einem verdeckten Konflikt bedroht sind; Paare, die ihr Leben seit fünfzehn Jahren in intimster Weise teilen; Paare, wo der Mann der dominante Partner ist, und andere, wo die Frau dominiert; und darüberhinaus gibt es alleinerziehende Mütter. Es wird viele Jahrzehnte in Anspruch nehmen, die modernen Ansichten, die die Zeiten überdauern, von den charakteristischen Ansichten der elektronischen Ära in der Geschichte der Geburt zu unterscheiden.

Auf jeden Fall wird es notwendig sein – wenn wir uns des Vermächtnisses dieses auslaufenden Zeitalters entledigen und eine neue Basis für Geburts-Betreuung schaffen wollen –, sich auf die Frage zu konzentrieren, wo der Platz des Mannes ist. Die Bedeutung dieser Frage wurde bisher noch nicht in vollem Umfang erkannt. Was war denn tatsächlich der Grund dafür, daß Frauen in der Vergangenheit während der Geburt immer versucht haben, sich der Gegenwart der Männer zu erwehren? Hier könnten mehrere Erklärungen zur Diskussion gestellt werden, die sich durchaus gegenseitig stützen.

Erstens könnten wir behaupten, daß es dazu diente, das Mysterium von Weiblichkeit und Geburt für Männer aufrechtzuerhalten. Sexuelle Anziehungskraft nährt sich vom Geheimnisvollen. Diese Erklärung wird von aktuellen Untersuchungen gestützt: so zum Beispiel fand Sam Janus in New York heraus, daß es einen hohen Prozentsatz von Männern gibt, die nach der Teilnahme an der Geburt ihres Babys impotent werden. Das kann tatsächlich auf mangelndes sexuelles Interesse an der eigenen Frau hinauslaufen. Doch ist dies vielleicht nicht unbedingt ein negativer Effekt, wenn man bedenkt, daß das Milchbildungs-Hormon Prolaktin das sexuelle Verlangen der stillenden Mutter oft mindert. Vielleicht schneiden wir hier ganz allgemein ein Thema an, das unserer monogamen Kleinfamilie eigen ist.

Zweitens sollten wir auch in Betracht ziehen, daß der Mensch während vergangener Jahrmillionen den gefährlichsten Tieren der Erde Herr werden mußte. Geschlechter haben andere Geschlechter ausgelöscht. Stämme haben andere Stämme vernichtet. Zivilisationen haben andere Zivilisationen dominiert oder sie ausgelöscht. Die einzigen Menschengruppen, die wir direkt oder indirekt auf diesem Planeten studieren können, sind die Nachkommen derer, die ihr aggressives Potential erfolgreich maximiert haben und zu den besten Jägern, den besten Kriegern geworden sind. Die Empfindungen auf dem Schauplatz der Geburt zu teilen paßt mit der Erziehung eines Mannes, dessen Mission es ist, in aller Ruhe zu töten, wenn sich die Gelegenheit ergibt, nicht unbedingt zusammen. In Pithiviers ist eine Mannschaft der mobilen militärischen Staatspolizei stationiert. Wenn wir sahen, wie manche dieser jungen Männer bei der Geburt ihres Babys in Tränen ausbrachen, hat jeder von uns gespürt, wie schwer es gefallen sein muß, eine solche Erfahrung mit der Fähigkeit zu vereinbaren, ihre ganz bestimmte soziale Funktion zu erfüllen.

Dieser Gedanke läßt vermuten, daß es ein Vorteil war, Männer vom Schauplatz der Geburt fernzuhalten, solange die Priorität darauf lag, über andere Arten und andere Menschengruppen zu dominieren. Wenn jedoch das Überleben auf unserem Planeten die Priorität erlangt, dann müssen diese Fragen neu überdacht werden.

Die Erklärung zur Frage nach dem Platz des Mannes, die ich selbst gerne vorbringe (ohne die anderen verwerfen zu wollen), zieht zunächst unsere Säuger-Natur in Betracht. Der Wahrscheinlichkeit nach haben sich Frauen ursprünglich zum Gebären zurückgezogen und haben vielleicht mit einem typischen Schrei nach Hilfe gerufen, wenn während der allerletzten Wehen Hilfe nötig war. Das Bedürfnis nach *Privacy* ist allmählich im Verlauf unserer Geschichte negiert worden. Im Beisein anderer Frauen zu gebären, war eine erste Stufe in dieser Evolution. Mit der Einführung des Medizinmannes; mit dem maskulinen Beiklang des Wortes *Technologie;* mit dem Trend, die Teilnahme des Vaters zur Pflicht zu machen und der allgemeinen Ansicht, daß die Frau ohne Hilfspersonal nicht gebären könne, haben wir heute in Bezug auf die Anerkennung des Bedürfnisses nach *Privacy* den absoluten Tiefpunkt erreicht. Gleichzeitg jedoch fangen Menschen an, die Absurdität der Lage zu erkennen. Wir müssen noch einmal von vorne beginnen und daran denken, daß wir in erster Linie Säuger sind.

Die Ironie unserer gegenwärtigen Situation wurde mir anhand der folgenden Anekdote bewußt. In einer kleinen amerikanischen Stadt unterhielt sich eine Gruppe von Frauen über einen ortsansässigen Geburtshelfer, welcher im Vergleich mit seinen Kollegen als „menschlicher" galt. Er verstand, daß Frauen bei der Geburt einen Grad von *Privacy* brauchen und hielt sich im Hintergrund, dämpfte das Licht und versuchte nicht, ihnen irgendeine Körperhaltung oder Atemtechnik vorzuschreiben; er verkürzte auch den ersten Hautkontakt zwischen der Mutter und ihrem Neugeborenen nicht und hatte besonderes Interesse am Stillen. „Übrigens," fügte eine Frau arglos hinzu, „er war früher Tierarzt". Die sogenannten Human-Wissenschaften haben es uns in Frankreich, mehr als anderswo, besonders stark angetan: Soziologie, Linguistik, Ethnologie, Psychoanalyse, Geschichte. Grundlegend ist ihr *raison d'etre,* die Kluft zwischen der Menschheit und dem restlichen Königreich der Tiere. Wenn es jedoch um die Geburt unserer Babies geht, und man sich klarmacht, daß das Wort *Natur* und das Wort, das für geboren werden steht (z.B. *naitre*), in vielen Sprachen eine gemeinsame Wurzel haben, dann gilt es, sich in erster Linie der Wissenschaft von den Säugetieren zuzuwenden.

5. Der „Fötus-Ausscheide-Reflex"

Sobald einem die Wichtigkeit und die tiefere Bedeutung des Wortes *Privacy* bewußt ist, kommt es darauf an, ein paar einfache Regeln zu befolgen, die unsere Aufmerksamkeit fordern. Diese Grundsätze gelten unverändert für jede einzelne Geburtsphase – für die Eröffnungsphase, während der sich der Muttermund allmählich öffnet; für die Austreibungsphase, die in der Geburt des Babys gipfelt; und für die Nachgeburtsphase, dem Zeitraum zwischen der Geburt und der Bergung der Plazenta. Mit den charakteristischen Merkmalen, die in den vergangenen drei Jahrhunderten in den Lehrbüchern für Hebammen und Ärzte beschrieben worden sind, stimmen diese verschiedene Phasen allerdings nur in einzelne Punkten überein, sofern die werdende Mutter sich in einer Atmosphäre vollständiger *Privacy*, vollkommener Spontanität, in einem kleinen dunklen Raum befindet und sich nicht beobachtet fühlt. Die meisten Geburtshelfer können sich nicht einmal ansatzweise vorstellen, wie eine Geburt verlaufen könnte, wenn sie nicht kontrolliert und beobachtet wird. Die charakteristischste Phase einer Geburt nach der „Säuger-Methode" liegt im Stadium der allerletzten Wehen, bevor das Baby herauskommt, wenn sich – wie ich es nenne – der „Fötus-Ausscheide-Reflex" einstellt.

Bis vor kurzem wurde der Begriff „Fötus-Ausscheide-Reflex" nur von der amerikanischen Wissenschaftlerin Niles Newton im Zusammenhang mit nicht-menschlichen Säugern gebraucht. Doch sie war bereits in den 60er Jahren der Meinung, daß dieser Begriff eines Tages für ein echtes Verstehen des Prozesses der menschlichen Parturitio ebenso relevant werden könnte, wie der Begriff „Milch-Ausscheide-Reflex" (oder „Let-down-Reflex") es für ein echtes Verstehen der Milchbildung ist. Ich bin heute davon überzeugt, daß Niles Newton Recht hatte. Sollte die Kunstfertigkeit der Hebammen tatsächlich eines Tages wiederentdeckt werden, wird sie untrennbar verbunden sein mit der Praxis, den „Fötus-Ausscheide-Reflex" nicht zu behindern.

Vielen Leuten ist dieser Begriff zunächst unsympatisch. Der Hauptgrund dafür, daß ich ihn vollkommen passend finde, ist seine Parallele mit „Milch-Ausscheide-Reflex" und „Sperma-Ausscheide-Reflex". Es ist Newton's Vokabular selbst, das uns zu verstehen hilft, daß die verschiedenen Bereiche des Sexuallebens grob nach demselben Muster verlaufen. Niles Newton ist außerdem auch Mutter und besitzt eine tiefe Einsicht, was Geburt und Stillen betrifft. Man kann ihre Terminologie nicht mit Recht als maskulin bezeichnen. Sie ist einfach wissenschaftlich.

Der Begriff *Reflex* bot sich mir zuerst unter sehr speziellen Umständen an. Wir hatten beobachtet, daß das Eintauchen in ein Becken voll warmen Wassers sehr zur Eröffnung des Muttermundes beitrug. Wir haben gelernt davon auszugehen, daß die werdende Mutter, sofern sie nicht schon vor dem Beginn der anstrengenden Kontraktionen in der Mitte der Eröffnungsphase ins Badewasser steigt, sehr bald nach dem Eintauchen voll eröffnet sein wird – beim ersten Kind vielleicht nach etwa einer oder eineinhalb Stunden. Obwohl die Kontraktionen im Wasser anscheinend weniger intensiv und weniger schmerzhaft sind, kann die Mutter spüren, daß sie mehr bewirken.

Daß das Eintauchen in Wasser von Körpertemperatur sich positiv auswirkt, sollte eigentlich nicht überraschen, da dies offensichtlich eine drastische Reduzierung des Adrenalinspiegels zur Folge hat. Es ist bewiesen – insbesondere dank der Arbeiten von Regina Lederman –, daß ein niedriger Adrenalinspiegel die Eröffnungsphase der Geburt oft erleichtert und beschleunigt. Allgemein gesagt, jede erfahrene Hebamme weiß, daß eine Situation, die den Adrenalinspiegel heben kann – Furcht, Kälte und so weiter – die Eröffnungsphase erschwert. Es kommt nicht von ungefähr, daß jemand mit einer so exakten Beobachtungsgabe wie Grantly Dick Read sein erstes wichtiges Werk *Geburt ohne Angst* genannt hat.

Doch wenn die Geburt des Babys kurz bevorsteht, kommt ein Moment, wo manche Mütter spüren, daß die Kontraktionen nicht mehr richtig wirken. Nach einer Reihe von fünf, sechs oder sieben Kontraktionen geht vielleicht nichts mehr voran, und viele Frauen haben dann das Bedürfnis, aus dem Becken zu steigen. Sobald sie das warme Wasser verlassen und in die kühlere Atmosphäre des Raumes zurückkehren, kommt es häufig zu einem erstaunlichen Phänomen. Es ist, als ob durch den Temperaturunterschied eine Art Reflex ausgelöst würde, und nach ein paar gewaltigen Kontraktionen kommt das Baby direkt neben dem Becken auf dem Fußboden zur Welt. Hierbei handelt es sich um einen echten „Fötus-Ausscheide-Reflex".

Wenn man sich von dem allzu vereinfachenden Gedanken tragen läßt, daß Situationen, die den Adrenalinspiegel heben, immer auch die Geburt verlangsamen, ist dieses Phänomen schwer zu erklären. Denn wir haben es hier tatsächlich mit einer Situation zu tun, wo ein Ausstoß von Adrenalin mit starken und wirksamen Kontraktionen verbunden ist. Manche Frauen bekommen sogar eine Gänsehaut – ein bekanntes Zeichen für die Ausschüttung des Hormons, das wir bilden, wenn wir frieren oder erschrecken.

An dem Tag, an dem ich den Zusammenhang zwischen einem echten „Fötus-Ausscheide-Reflex" und anderen Situationen erkannte, die von einem plötzlichen Adrenalinausstoß begleitet sind, habe ich den ersten Schritt dahingehend gemacht, im Einklang mit Niles Newton's Arbeit mit anderen Säugern die menschliche Geburt zu erklären. Ich erinnere mich an manche Geburt, wo das Baby „wie aus der Pistole geschossen" zur Welt kam, nachdem die Mutter anscheinend einen Schreck erlebt hatte. Viele Hebammen haben mir von ähnlichen Erfahrungen berichtet. Ich habe gehört, daß früher manche französischen Ärzte etwas Erschreckendes sagten, unmittelbar bevor die Entscheidung für den Einsatz einer Zange gefällt werden mußte, weil sie wußten, daß dies gelegentlich dazu führte, daß die Zange nicht gebraucht werden mußte. Und es gibt Dokumente, die vermuten lassen, daß verschiedene Menschengruppen im Verlauf der Geschichte gewußt haben müssen, daß ein plötzliches Gefühl der Angst in einem ganz bestimmten Stadium der Geburt und unter ganz bestimmten Umständen genau so einen „Fötus-Ausscheide-Reflex" auslösen kann.

Der folgende Absatz ist ein Auszug aus einem Buch aus dem achtzehnten Jahrhundert, das sich in einer Pariser Bücherei befindet und von einem gewissen J. C. B. nach einer Kanada-Reise verfaßt worden ist. Er beschreibt den Lebensstil eines kanadischen Indianerstammes:

„Frauen bringen normalerweise die Kinder ohne Hilfe und ohne Komplikationen zur Welt und immer von den eigenen Häusern entfernt, in kleinen Hütten, die zu diesem Zwecke vierzig oder fünfzig Tage davor im Wald errichtet worden sind. Manchmal gebären die Frauen auch in den Feldern. Wenn eine Frau – was selten vorkommt – eine schwere Geburt haben sollte, werden die jungen Leute des Dorfes zusammengerufen, damit sie alle, ganz plötzlich und unerwartet für die Frau, in deren Nähe einen Schrei ausstoßen, und der plötzliche Schreck löst die Geburt aus."

Dieser Text beweist, daß diese Menschen ein äußerst subtiles Verständnis vom Geburtsvorgang besaßen. Man kann sich vorstellen, daß eine erfahrene Frau das Ereignis diskret aus einiger Entfernung verfolgt hat. Sie wußte genau, wann die Situation nach einer kleinen Adrenalin-Injektion verlangte. Jedes Wort in diesem kurzen und bündigen Absatz ist von Bedeutung. Zum Beispiel ist das Wort *klein* in Bezug auf die Gebärhütte ein wichtiges Detail für jeden, der die Bedeutung von *Privacy* würdigt.

Diese Korrelationen führten mich zu einer Interpretation des „Fötus-Ausscheide-Reflexes", wie ich ihn bei Geburten beobachten konnte, bei denen es nicht die geringste Einmischung gab. Dies sind wahrhaftig Geburten, die der Säuger-Methode entsprechen. Es gab weder einen Temperaturwechsel in der Umgebung, noch wurde ein alarmierendes Wort gesprochen. Und dennoch war leicht zu erraten – ohne eine Blutprobe zu nehmen und ohne ein außergewöhnlich exakter Beobachter zu sein –, daß bei vielen Geburten, die sehr rasch beendigt worden waren, ein Adrenalinausstoß stattgefunden hatte.

Während der Eröffnungsphase sind diese Frauen ziemlich passiv: sie liegen auf der Seite oder knien auf allen Vieren und scheinen voller Selbstvertrauen zu sein – doch plötzlich bieten sie für die letzten paar Kontraktionen eine enorme Muskelkraft auf. Ich erinnere mich an eine Frau, die am Ende einer Hausgeburt, mitten in einem echten „Fötus-Ausscheide-Reflex", mit der einen Hand meine Hand ergriff und mit der anderen mein Hemd. Was für eine Kraft! Andere Frauen wiederum hängen sich mit ungeheurer Energie an einen Gegenstand oder einen anwesenden Menschen, daß sich sogar die Füße vom Boden abheben. Ein plötzliches Bedürfnis, etwas zu ergreifen und die Knie zu beugen ist so typisch, daß sich jede vaginale Untersuchung erübrigt. Dies ist der Zeitpunkt, an dem sich viele Frauen ohne zu zögern ihrer Kleider entledigen, die bis dahin ihre *Privacy* beschützt hatten. Der „Fötus-Ausscheide-Reflex" wird normalerweise von dem dringenden Bedürfnis begleitet, ein wenig Wasser zu trinken. Ein trockener Mund ist bekanntermaßen ein Symptom für einen Adrenalinausstoß. Die Atmung ist oberflächlich und bewegt nur den oberen Teil des Brustkorbs. Die kurze Ausatmung ist während der Kontraktionen unterbrochen. Die Pupillen der Frau sind vollständig erweitert. Die machtvollen Kontraktionen am Ende der Geburt werden manchmal von Zornesausbrüchen begleitet. Zum Beispiel stoßen manche Frauen zornig mit dem Ellbogen oder dem Knie gegen eine Wand. Dies ist ein anderes wohlbekanntes Symptom eines Adrenalinausstoßes. Andere Frauen werden plötzlich euphorisch – ebenfalls, ein typisches Symptom für einen Adrenalinausstoß.

Was ist es, das diese Adrenalinausschüttung auslöst, wenn die Mutter weder einen Temperaturwechsel noch irgendeine alarmierende Empfindung erfährt? Ich lernte einer Bemerkung große Bedeutung beizumessen, die der deutsche Anthropologe Wulf Schiefenhövel gemacht hat, als er bei uns in Pithiviers zu Besuch war. Wulf besitzt tiefe und weitreichende Kenntnisse von dem Leben eines sehr „primitiven" Stammes in Neu-Guinea, den Eipos. Wenige Minuten vor dem raschen Ende der Geburt hatte eine Frau offen ihre Angst zum Ausdruck gebracht. Wulf bemerkte dies und meinte: „Das ist interessant: die Eipos sagen genau dasselbe, genau zum selben Zeitpunkt." Zwei Tage darauf, während ich zu klären versuchte, was diese

Mutter empfunden und ausgedrückt hatte, sagte sie zu mir: „Das habe ich nicht gesagt. Es gab überhaupt nichts, was mir Angst gemacht hätte."

Diese Geschichte hat mich dazu veranlaßt, die kurze Zeitspanne zwischen der passiven Phase und dem Beginn des Reflexes sorgfältiger zu analysieren. Ich stellte fest, daß manche Frauen, meistens direkt bevor die Preßwehen beginnen, auf mehr oder weniger direkte Art Angst ausdrücken. Sie sagen vielleicht „Ich habe Angst, daß ich sterben muß", oder: „Was ist das?" in einem Ton, als ob eine bedrohliche und unsichere Situation sie in Angst versetzen würde. Oder es ist die Körpersprache, die plötzlich Furcht ausdrückt, ohne daß ein Wort gesprochen wird. Falls es während dieser kurzen Phase des Übergangs keine Einmischung von außen gibt – kein beruhigendes Wort, keine Bemerkung über die gegenwärtige Phase der Geburt, keinen der sich wie ein Beobachter verhält – und falls die Frau ihre Angst ohne Hemmungen ausdrücken kann, bauen sich die starken Kontraktionen des Ausscheide-Reflexes ganz plötzlich auf und arbeiten so effektiv wie möglich.

So kam ich zu dem Konzept der „physiologischen Angst". Es ist, als ob in einer bestimmten Phase, wenn es zu einer plötzlichen Veränderung im Hormonspiegel der Frau kommt, ein gewißer Grad von Furcht als Adrenalinausstoß erklärt werden kann – bei anderen Frauen wäre es vielleicht Ärger oder Euphorie. Tatsächlich drücken anscheinend viele Säuger in einer bestimmten Phase der Geburt irgendeine Furcht aus. Das Konzept der physiologischen Angst ist für uns schwer zu akzeptieren und zu assimilieren – in einer Welt, wo es allgemein üblich ist, Emotionen ganz klar entweder als positiv oder negativ einzuordnen, wobei wir die positiven kultivieren und die anderen loswerden wollen. Für Physiologen jedoch heißt eine solche Einordnung überhaupt nichts. Jede Emotion kann als Veränderung des Hormonspiegels angesehen werden und hat eine spezielle Rolle zu spielen. Genauso muß man akzeptieren, daß physiologische Angst unter Menschen und anderen Säugern während er Geburt insofern eine Rolle zu spielen hat, als die Sekretion bestimmter Arten von Endorphinen für die Ausschüttung des milchbildenden Hormons – Prolaktin – notwendig ist, welches eine Rolle bei der Ausreifung der Lungen des Babys spielt. Und diese Endorphine können auch in der Bindung zwischen der Mutter und dem Neugeborenen eine Rolle spielen.

Diese Beobachtungen stehen nicht im Widerspruch zu dem, was man seit langer Zeit von experimentellen Adrenalin-Injektionen während der Geburt weiß. Allerdings erinnern sich viele Menschen lediglich daran, daß die Injektion den Geburtsvorgang abbricht, was in den meisten Fällen stimmt. Wer jedoch die Artikel, die von diesen Studien berichten, von Anfang bis Ende liest und nicht nur die Zusammenfassung, stellt fest, daß die Ergebnisse tatsächlich widersprüchlich waren. Die Injektion führt entweder dazu, daß das Baby kommt oder daß der Geburtsvorgang nach ein paar kräftigen Wehen abbricht. Und diese Beobachtungen stimmen damit überein, was wir von der subjektiven Wirkung *jeder* Adrenalin-Injektion wissen. Die berühmten Experimente von Schacter-Singer zeigten, daß – je nach Situation – eine Adrenalin-Injektion entweder einen Zustand von Euphorie oder von Zorn auslösen kann. Im Zusammenhang mit der Geburt ließe sich dann also nicht nur bestätigen, daß unter manchen Umständen ein Adrenalinausstoß den paradoxen Effekt hat, starke und wirksame Wehen auszulösen, sondern darüberhinaus kann dieser paradoxe Effekt jetzt mit den wissenschaftlichen Paradigmen der 90er Jahre erklärt werden.[3]

Da wir hier nicht zögern, den Menschen primär als Säuger anzusehen, stellt sich sofort die Frage: Was bedeuten diese Entdeckungen in einem natürlichen Umfeld? Welche Bedeutung haben sie im Dschungel? Und tatsächlich sind diese Entdeckungen in einem natürlichen Umfeld sogar sehr sinnvoll. Stellen wir uns vor, daß ein Weibchen in den Wehen plötzlich von einem Raubtier bedroht wird. Am Beginn der Geburt wäre es von Vorteil, den Geburtsvorgang abzubrechen, ihn zu verschieben, um das Weibchen in einen guten physiologischen Zustand zu versetzen, in dem es entweder kämpfen oder davonrennen kann. Doch wenn die Geburt erst einmal an dem Punkt angekommen ist, wo es kein Zurück mehr gibt, wäre es von Vorteil für das Weibchen, so schnell wie möglich ihr Junges zu bekommen, um dann in der Lage zu sein, zu kämpfen und den Nachwuchs zu beschützen.

Mit einiger Erfahrung in positiv geleiteten Geburten, in einer Atmosphäre vollkommener *Privacy*, im Dunkeln, wo die Mutter sich frei fühlt, laut zu sein und jedwede bequeme Körperhaltung einzunehmen, bildet sich also eine neue Sichtweise von den unterschiedlichen Phasen der Geburt heraus. Im üblichen Rahmen einer modernen Geburt informiert der Finger der Hebamme oder des Arztes über den Fortschritt des Geburtsverlaufs. Die vollständige Eröffnung des Muttermundes markiert die Grenze zwischen Eröffnungs- und Austreibungsphase: „Jetzt sind Sie vollständig geöffnet – Sie dürfen pressen".

Wird einer Frau erlaubt, nach der Säuger-Methode zu gebären, wird der Finger nicht gebraucht. Viele Aspekte im Verhalten der Gebärenden – ihre Atmung, die Geräusche, die sie von sich gibt, ihre Körperhaltung – verschaffen der Hebamme die notwendige Einsicht. Die Eröffnungsphase und die Austreibungsphase werden nicht mehr im Hinblick auf die Eröffnung des Muttermundes unterschieden, sondern danach, wie das Verhalten und der Bewußtseinszustand der gebärenden Frau ist, d.h. nach ihrem Hormonspiegel.

Außerdem kann der Finger sich irren. Der Muttermund ist manchmal schon lange vor dem Beginn des Ausscheide-Reflexes vollständig eröffnet. In bestimmten Volksgruppen kommt dies recht häufig vor, besonders bei schwarzen, afrikanischen Frauen. In Gegensatz dazu kann der Ausscheide-Reflex auch der vollständigen Eröffnung vorangehen. In meiner eigenen Praxis habe ich dies am häufigsten bei Portugiesinnen und Türkinnen festgestellt.

Dies vermittelt uns eine Ahnung von der extremen Komplexität der Geburt an sich, deren Physiologie noch nie ernsthaft studiert worden ist, jedenfalls nicht, was den Menschen angeht. In Bezug auf seine Komplexität kann der Geburtsvorgang mit anderen Vorgängen im Bereich des Sexuallebens verglichen werden. Zum Beispiel hat die Geburt bestimmte Punkte mit dem männlichen Orgasmus gemeinsam, wo die erste Phase – oder Erektionsphase – nicht dem Einfluß von Nerven unterliegt, die Adrenalin als Zwischenkörper benötigen. Andererseits unterliegt die zweite Phase – die Phase der Ejakulation (Sperma-Ausscheide-Reflex) – der Kontrolle von sympathischen Nerven, die durch das Medium Adrenalin wirken. In beiden Fällen – Geburt und männlicher Orgasmus – gibt es eine Folge von ziemlich passiven Phasen, auf die eine aktive, gewaltsame und sogar agressive Phase folgt.

Träumen wir einmal von einer Zeit, wo die Kunst der Hebammen primär darin besteht, den „Fötus-Ausscheide-Reflex" nicht zu behindern. Dann wird das postelektronische Zeitalter gekommen sein. Es gibt keinen Grund, warum wir uns nicht auf eine solche Ära zubewegen sollten. Die geeignete, unzudringliche Technologie ist bereits vorhanden. Ein Symbol für dieses neue Zeitalter könnte das kleine Ultraschall-Stethoskop sein, das wie ein elektrischer Rasierapparat aussieht und normalerweise Dopton genannt wird. Mit diesem kleinen Gerät kann man hin und wieder den Rhythmus der kindlichen Herztöne vor, während und nach einer Wehe bestimmen. Es ist möglich, die kindlichen Herztöne in jeder möglichen Körperhaltung der Mutter abzuhören, vorausgesetzt, daß sie sich nicht gerade vornüber beugt. Da die vaginale Untersuchung immer weniger sinnvoll sein wird, bleibt den Geburtshelfern als einzige Entschuldigung, daß sie eine Frau während der Geburt stören, nur die, daß sie mit diesem kleinen Gerät die kindlichen Herztöne abhören, und zwar so diskret und so selten wie möglich. Es gehört zur Kunst der Hebammen, den richtigen Moment für diese Untersuchung zu finden und zu entscheiden, wie oft sie wiederholt werden soll. Eine erfahrene Hebamme zieht dafür viele Kriterien in Betracht – den Zustand der Fruchtblase, ihr Wissen über die Farbe des Fruchtwassers, das Verhalten der Mutter, ihren Angstzustand und so weiter. Es ist überflüssig, die Herztöne des Babys abzuhören, wenn es einmal soweit ist, daß es kein Zurück mehr gibt, und das Baby mit an Sicherheit grenzender Wahrscheinlichkeit innerhalb von zehn Minuten kommen wird. Wie jede andere Störung, so ist auch das Abhören bedenklich, wenn der Ausscheide-Reflex gerade einsetzt, da er dadurch gehemmt werden könnte, und die Geburtsdauer verlängert werden würde. Inmitten eines echten „Fötus-Ausscheide-Reflexes" ist es in jedem Fall fast unmöglich zu stören, egal ob durch eine vaginale Untersuchung oder durch das Abhören der Herztöne.

Obwohl es mit dem Anbruch dieser neuen Ära immer seltener dazu kommen wird, daß Babys während der Geburt in Not geraten, dürfen wir niemals die Fähigkeit verlieren, die Notlage eines Babys während der Geburt zu erkennen. Sollte die „Säuger-Methode" in irgendeinem besonderen Fall nicht effektiv sein, muß jederzeit ein Team zur Verfügung stehen, das in der Lage ist, eine Periduralanästhesie durchzuführen, um den Mangel an Endorphinen auszugleichen; einen Tropf zu legen, um den Mangel an Hormonen des Hypophysenhinterlappens wettzumachen oder einen Kaiserschnitt durchzuführen, wenn ein Baby aus einer kritischen Situation gerettet werden muß.

Tatsächlich ist unsere Technologie schon bereit für den Anbruch des post-elektronischen Zeitalters, aber wir Menschen sind es noch nicht. Wir können die Geburtshilfe – eine Disziplin, deren Priorität es ist, die Geburt zu kontrollieren – nicht durch eine radikale neue Haltung ersetzen wollen, deren Priorität es wäre, die Geburt so leicht wie möglich zu machen, und denken, daß diese über Nacht geschehen kann.

Symptomatisch für ein tiefes Mißverständnis des physiologischen Geburtsvorganges und für ein starkes Bedürfnis, Geburten zu kontrollieren, ist die Art von Untersuchungen, die von manchen Geburtshelfern durchgeführt werden. Wir befinden uns immer noch in einem Stadium, wo die Forschung herausfinden will, welche Gebärhaltung die beste ist. Aufs Geratewohl werden Gruppen von Frauen angewiesen, diese oder jene Körperhaltung einzunehmen. Die Erfahrung von Frauen, die sich bei der Geburt nicht beobachtet fühlten und jede mögliche Freiheit hatten, hat mich gelehrt, daß es nicht auf die Körperhaltung selbst ankommt, sondern auf den Hormonhaushalt der Mutter. Andererseits wird ihr Hormonhaushalt jedoch ihre Körperhaltung beeinflussen. Bei einem niedrigen Adrenalinspiegel wird die Neigung bestehen, sich hinzulegen und sich ruhig zu verhalten. Wenn es zu einem Adrenalinausstoß kommt will man aufrecht sein. Während eines „Fötus-Ausscheide-Reflexes" ist es nicht die aufrechte Körperhaltung, die wichtig ist, sondern die Tendenz oder das Bedürfnis sich aufzurichten. Beim Beginn der letzten Wehen ist die beste Körperhaltung normalerweise eine, an die niemand im voraus gedacht hätte.

Wenn man mit Geburten vertraut ist, die in einem echten „Fötus-Ausscheide-Reflex" gipfeln, gewinnt man eine recht unorthodoxe Betrachtungsweise, und zwar in jeder der einzelnen Geburtsphasen. Zum Beispiel ist das Verhalten in Bezug auf das Perineum ungewöhnlich. Häufig steht die Mutter während der letzten Wehen, sie beugt sich vor, lehnt sich an den Rand eines Möbelstückes, oder sie hat das Bedürfnis, sich an etwas zu hängen, oder aber sie kriecht auf allen Vieren und alles geht sehr schnell. In jeder dieser Situationen braucht man lediglich die Hand auszustrecken, damit das Baby nicht auf den Fußboden fällt. Man verliert die Gewohnheit, den Damm im Auge zu behalten und ihn zu berühren. Eine Episiotomie steht ganz außer Frage, außerdem sind ernsthafte Dammrisse nach einem echten Ausscheide-Reflex eine Rarität. Diese Beobachtung führt uns zu einer Reihe von zusätzlichen Erklärungen. Erstens wird die Wahrscheinlichkeit nicht durch einen selbsternannten Experten behindert, der Anweisungen dafür erteilt, wann zu pressen sei, ob so oder anders zu pressen sei oder ob mit Hilfe dieser oder jener Atemtechnik zu atmen sei. Es ist wohlbekannt, daß bei spontanen und nichtangeleiteten Geburten, wie sie manchmal in Aufzügen und Korridoren vorkommen, ernsthafte Dammrisse selten auftreten. Die meisten Frauen nehmen während der letzten Wehen instinktiv eine Postition ein, die es der Vulva gestattet, sich gleichmäßiger zu dehnen. Ich habe festgestellt, daß Risse ungewöhnlich sind, wenn die werdende Mutter sich während der letzten Kontraktionen vornüber beugt. Sie kann aufrecht stehen und sich über eine Tischkante beugen oder auf allen Vieren knien. Wenn sie sich an jemanden oder an einen Gegenstand hängt oder wenn ihre Schultern von unten her gestützt werden, entsteht eine aufwärts gerichtete

Kraft, die die nach unten gerichtete Kraft ausgleicht. Gleichzeitig kann sich die Schenkelmuskulatur vollkommen entspannen – besonders an den Schenkelinnenseiten, wo die Muskeln ihre Aktivität mit den Muskeln des Perineums koordinieren. Wenn diese Muskeln sich entspannen können ist es, als ob eine Tür aufgeht; wenn sie daran gehindert werden sich zu entspannen, muß die Tür aufgezwungen werden. Es kommt nicht von ungefähr, daß diese Muskeln im Lateinischen *custodes virginatis* (Wächter der Jungfräulichkeit) heißen.

Zudem ist es normalerweise vollkommen unnötig, bei der Entbindung die Schultern des Babys mit den Händen zu unterstützen, wenn es zu einem Ausscheide-Reflex gekommen ist. Dies ist der Zeitpunkt, an dem die häufigsten Risse auftreten. Sollte es wirklich auf Hilfsgriffe ankommen, weil das Baby sehr groß ist, wartet man besser ab, bis der Kopf da ist, damit man dann auf dem Höhepunkt der nächsten Wehe nötigenfalls eingreifen kann, und zwar so sanft und so effizient wie möglich.

Das Bedürfnis nach *Privacy* ist mit der Geburt des Babys noch nicht vergangen. Eine Umgebung, die dem Geburtsvorgang dienlich ist, ist auch unmittelbar danach wichtig, damit der erste Kontakt zwischen Mutter und Baby nicht gestört wird. Recht häufig berührt die Mutter – wenn sie nicht daran gehindert wird –, den Körper des Babys zaghaft mit ihren Fingerspitzen und traut sich schließlich, nachdem sie immer zuversichtlicher geworden ist, das Baby in ihre Arme zu nehmen. Dies ist der Moment des ersten Haut- und Augenkontaktes. Es ist, als ob die Augen der Mutter von den Augen des Babys angezogen würden und umgekehrt. Methodische Untersuchungen haben gezeigt, daß das menschliche Neugeborene darauf programmiert ist, seinen Blick auf alles zu richten, das einem Augenpaar gleicht und sich ungefähr dreißig Zentimeter von seinem eigenen Gesicht entfernt befindet. Dieser Augenkontakt scheint in der Mutter-Kind-Beziehung ein ganz ausschlaggebender Moment zu sein. Aber es ist fast immer jemand dabei, der ihn stören will, entweder ganz plump oder auch auf subtile Weise. In diesen Momenten ist es am schwierigsten, die Atmosphäre von *Privacy* zu schützen. Wenige Väter schaffen es, genug Diskretion oder Respekt vor dem aufzubringen, was grundsätzlich eine Zweier-Beziehung ist. Aber nur wenn diese Zweier-Beziehung nicht durch Anwesende unterbrochen wird, kann das erste Saugen des Babys in der Stunde nach der Geburt stattfinden – das ganz nebenbei hilft, den Blutverlust, der mit der Ablösung der Plazenta einhergeht, auf ein Minimum zu reduzieren. Um eine Blutung zu vermeiden ist es das Beste, der Mutter und dem Baby die Möglichkeit zu verschaffen, an einem warmen, dunklen und stillen Platz in engem Kontakt miteinander zu bleiben – aller Beobachter entledigt. Der Kontakt mit den Augen und der Haut des Babys hilft der Mutter, die Hormone auszuschütten, die notwendig sind, um den „Plazenta-Ausscheide-Reflex" auszulösen. Wenn das Baby an ihrer Brustwarze saugt, wird der Reflex noch verstärkt.

Interessanterweise neigt die Mutter – wenn sie keine Hemmungen hat und keinerlei Anweisungen oder auch Vorschläge erhält – aus eigenem Antrieb heraus zu einer Position, die minimalen Druck auf die große Vene ausübt, in der das Blut von der Gebärmutter zum Herzen zurückfließt, und sorgt dadurch selbst dafür, daß ihr Blutverlust gering bleibt. (Denn wenn man eine Vene ein wenig mehr bluten lassen will – wie zum Beispiel bei der Abnahme einer Blutprobe – braucht man nur den ableitenden Blutstrom abzudrücken, wie wahrscheinlich jeder schon einmal beobachtet hat.)

Die Mutter sitzt vielleicht auf dem Boden und lehnt sich leicht nach vorne, während sie das Baby in ihren Armen hält, oder sie legt sich auf die Seite und hat das Baby ganz nah bei sich am Körper. Jedenfalls wird kein Druck auf die große Vene ausgeübt, die *Vena cava* heißt. Genau wie während der Geburt selbst, sollte auch in der Nachgeburtsphase keinesfalls eine besondere gute Position vorgeschlagen werden. Tatsächlich gibt es nur eine absolut ungünstige Position: die Mutter liegt auf dem Rücken, jedoch in halb sitzender Stellung, und hat das Baby auf ihrem Bauch. In dieser Haltung drückt das Gewicht des Babys zusätzlich zum Gewicht der Gebärmutter auf die Vena Cava. Dennoch kommt es immer wieder zu genau dieser Haltung, zumindest wird sie von den Geburtshelfern oft vorgeschlagen, und normalerweise wird sie nach einer Geburt eingenommen, bei der die Mutter auf den Rücken lag – was während eines echten „Fötus-Ausscheide-Reflex" nur selten geschieht.

Nach einem solchen Reflex bleibt die Mutter oft einige Minuten lang aktiv und hellwach in einer aufrechten Körperhaltung. Es ist, als ob die Wirkung des Adrenalinausstoßes nach der Geburt noch anhalten würde. Doch nach einer Weile – oft nach fünf bis zehn Minuten – wollen sich viele Mütter hinlegen. Wahrscheinlich ist der Adrenalinüberschuß dann abgebaut.[4] Häufig wird die Mutter dann sagen, daß ihr kalt sei. Der Raum sollte für die Mutter und das Baby sehr warm oder sogar heiß sein. Zu diesem Zeitpunkt kann auch eine liegende Position dazu dienen, den Blutverlust gering zu halten.

Die Angst vor starkem Blutverlust im Anschluß an die Geburt hat sich nur deshalb so stark behauptet, weil ein paar einfache Prinzipien nicht verstanden werden. Einige akademische Studien haben zu unglaublichen Ergebnissen geführt. In einem britischen Krankenhaus zum Beispiel stellte das Geburtshilfe-Personal fest, daß das Hämorrhagie-Risiko bei 17 Prozent lag, wenn sie nicht ein bestimmtes Medikament zur Stimulierung der Plazenta-Abstoßung verabreichten und nicht die Nabelschnur durchtrennten und daran zogen! Wenn das Risiko auch nur ein Prozent betragen würde, würde ich es nicht wagen, bei Hausgeburten zu helfen, und ich würde keine Frauen zur Hausgeburt annehmen, bei denen es nach einer vorangegangenen Geburt in einem Krankenhaus zu starkem Blutverlust gekommen war. Aber tatsächlich bin ich so davon überzeugt, daß eine atonische Nachblutung meistens einer ungünstigen Umgebung zuzuschreiben ist, daß ich *doch* schon einen solchen Fall angenommen habe.

Diese wenigen, einfachen Prinzipien können unabhängig von der Phase oder der Art der Geburt angewendet werden solange das, was *Privacy* bedeutet, an oberster Stelle steht. Wahrscheinlich sind diese Prinzipien noch wichtiger, wenn es Schwierigkeiten zu erwarten gibt: zum Beispiel hat man keine Angst vor der Geburt in Beckenendlage, wenn man weiß, wie man alle Faktoren, die dem „Fötus-Ausscheide-Reflex" in den Weg geraten könnten, ausräumen kann. Natürlich wird man einen Kaiserschnitt durchführen müssen, falls die Eröffnungsphase sich als lang und schwierig erweist, obwohl die Mutter vollkommene *Privacy* genießt. Doch dank dem Reflex und dem Einnehmen von aufrechten Positionen ist in den meisten Fällen eine vaginale Geburt möglich, ohne daß das Baby herausgezogen werden müßte. Ich würde das Risiko einer Beckenendlage nicht dadurch angehen wollen, daß ich zu dieser oder jenen Körperhaltung Anweisungen gebe. Ebenso bedenklich wäre es, bei einem Baby mit geringem Gewicht, bei einer vaginalen Geburt nach einem Kaiserschnitt oder beim ersten Baby einer Mutter über Vierzig die physiologischen Vorgänge zu stören.

Unabhängig von der medizinischen Vorgeschichte der Mutter sind ihre Bedürfnisse, bei gedämpften Licht an einem vertrauten Ort und ohne die Anwesenheit von Beobachtern zu gebären, heute wichtiger denn je.

6. Katzen

Eines Nachmittages erhielt ich einen Anruf von Iona, erste Wehen kündigten ihr den Geburtsbeginn an. Noch bevor ich an die Tür klopfte, vernahm ich fasziniert das Geräusch eines Staubsaugers. Iona staubsaugte zwischen den Wehen. Während der Wehen lehnte sie sich gegen einen Stuhlrücken. Ich fragte sie hinterher, ob sie immer mitten am Nachmittag die Wohnung putzen würde. „Wie bitte? Aber nein!" sagte sie. „Ich weiß nicht, was mich heute dazu bewegt hat." Wer unsere Säuger-Veranlagung außer acht läßt, nimmt ein solches Verhalten nicht wahr. Doch selbst wenn er es bemerkt, erscheint es als unerklärlich.

Daß Iona staubsaugte war nichts anderes als eine Manifestation des „Nestinstinktes". Dieser Instinkt ist keinesfalls nur Vögeln und Insekten vorbehalten, die Nester bauen. Es ist das Verhalten, das ein Tier dazu antreibt, auf irgendeine Weise den Platz herzurichten, an dem es seine Jungen bekommen wird. Es gibt tatsächlich sogar ein paar Säugetiere, die Nester bauen, zum Beispiel die Schlafmaus.

Meine Erfahrung mit Hausgeburt beruht zu einem großen Teil auf der Wahrnehmung dieses Nestinstinkts. In den modernen Städten bestimmen die meisten schwangeren Frauen den Geburtsplatz sehr früh, oft schon in den ersten Monaten der Schwangerschaft. Normalerweise melden sie sich dann in einem Krankenhaus an. Manchmal jedoch entwickelt eine Frau später plötzlich eine „Krankenhaus-Phobie", häufig zwei bis drei Wochen vor der Geburt. In den meisten Fällen wagt die Frau es nicht, diese Phobie oder auch nur das Widerstreben gegen die Vorstellung ins Krankenhaus zu gehen, offen auszudrücken. Und wenn sie versucht, es in Worte zu fassen, überredet ihre Umwelt sie schnell dazu, die Sache doch „vernünftig" zu betrachten.

Doch gelegentlich entschließt sich eine werdende Mutter allen Widrigkeiten zum Trotz, zu Hause zu bleiben. Natürlich vermeidet sie es, dies mit ihrem Arzt zu besprechen, weil sie schon weiß, wie seine erste Frage lauten würde: „Und was wollen Sie machen, wenn etwas schiefgeht?" Sie nimmt Kontakt zu anderen Menschen auf, von denen sie weiß, daß sie mehr Verständnis für ihre Gefühle haben.

Ich habe von den Frauen, denen es in dieser Situation gelungen ist, durch Mundpropaganda mit mir Kontakt aufzunehmen, sehr viel gelernt. Den Ärzten, deren Horizont meist einzig und allein auf geburtshilflichen Krankenhausdienst beschränkt ist, oder den Krankenhaus-Verwaltungsangestellten und allen denen, die die Tatsache ignorieren, daß wir Menschen Säuger sind, ist das Verhalten dieser Frauen unbegreiflich. Solche Leute fragen nach dem Warum. Wenn es Orte gibt, so fragen sie, wo alles für die Sicherheit der Geburt bereitsteht – qualifiziertes Personal, spezialisierte Apparate und operative Einrichtungen – warum in aller Welt wollen schwangere Frauen zu Hause bleiben? „Diese Frauen müssen den Verstand verloren haben."

Christine wollte bei der Geburt ihres ersten Kindes nicht ins Krankenhaus gehen. Sie erlag dem Druck von sehr erfahrenen und seriösen Leuten. Am Ende hatte sie einen Kaiserschnitt. Beim zweiten Kind hörte sie in allererster Linie auf ihre eigenen Gefühle. Sie hatte eine unkomplizierte, dreistündige Geburt zu Hause, mitten in der Nacht. Ich schlief im angrenzenden Zimmer und wurde vom charakteristischen Schrei, der den „Fötus-Ausscheide-Reflexe" begleitet, geweckt. Christine hatte mich schon vorher in dieser Nacht gerufen, als sie ein paar frühe Symptome bemerkt hatte. In einer Atmosphäre von Selbstvertrauen, vollkommener *Privacy* und Sicherheit, waren ihre Wehen äußerst effektiv. Dies ist der übliche Verlauf und kann durchaus vorausgesehen werden. Ich ziehe es immer vor, mich bereits niederzulassen, wenn die ersten Symptome auftreten. Wenn ich eine Frau besuche, die eine Hausgeburt plant, fragt sie mich normalerweise, was sie herrichten soll. Eine meiner Antworten lautet: „Ein Bett für mich". Das kann ein Sofa sein oder eine Matratze auf dem Fußboden, darauf kommt es nicht an. Sobald ich meinen eigenen Bereich habe – einen Platz wo ich lesen oder schlafen kann – ist gleichzeitig die *Privacy* der werdenden Mutter gesichert. Natürlich ist dies nicht meine einzige Antwort auf die praktischen Fragen der Mutter. Ich spreche zuerst von der Heizung und der Wichtigkeit, einen gesonderten beweglichen Heizkörper zu haben, der rasch überall und jederzeit funktioniert, auch mitten im Juli und in Wohnungen mit besten Zentralheizungen. Es ist während einer Geburt wichtig, daß die Mutter sich in Bezug auf die Temperatur so wohl wie nur möglich fühlt. Und während man, wenn es zu heiß wird, immer leicht ein Fenster öffnen kann, ist es oft schwieriger, Abhilfe für die Mutter zu schaffen, wenn sie plötzlich friert. Dies ist unmittelbar nach der Geburt ganz besonders wichtig. Vor allem in dieser Phase muß es im Zimmer sehr viel wärmer sein als sonst. Wenn die junge Mutter zu zittern beginnt, ist dies nicht physiologische zu deuten, sondern es ist ihr nicht warm genug. Die richtige Temperatur ist ein wichtiger Faktor in der Unterstützung der Plazenta-Ablösung. Das Neugeborene hat ebenfalls ein großes Bedürfnis nach Wärme. Selbst bei relativ hoher Raumtemperatur ist es normalerweise eine gute Idee, den Rücken des Babys mit einem vorgewärmten Handtuch zuzudecken.

Wir sollten vor allem in der Zeit der Geburt nicht vergessen, daß der Mensch ursprünglich ein tropischer Säuger war. Daher gehört auch zum Nestinstinkt, der für uns Menschen typisch ist, der Schutz des Babys was die Wärme angeht. Zieht man den menschlichen Nestinstinkt in Betracht, dann ist es sehr viel einfacher, bestimmte Statistiken zu erklären. Holland hat daher gegenwärtig die weltbesten Statistiken, denn es ist das einzige Land mit einer perinatalen Mortalitätsrate unter 10 per 1000, mit einer mütterlichen Mortalitätsrate unter 1 per 10000 und einer Kaiserschnittrate im Bereich von 6 Prozent. Es ist auch das einzig hochindustrialisierte Land, in dem ein Drittel aller Babies zu Hause geboren wird, ein Drittel in einem Entbindungsheim (also einer Klinik, in der die Hebamme nicht der Kontrolle eines ärztlichen Geburtshelfers untersteht) und nur wiederum ein Drittel in der Entbindungsabteilung eines herkömmlichen Krankenhauses. Mit anderen Worten: der Nestinstinkt kann zu Hause wirksamer zum Ausdruck kommen als irgendwo anders. Wenn die Geburtshilfe einmal wahrhaft wissenschaftlich vorgehen wird, wird niemand mehr zögern, sich mit diesen Statistiken uneingenommen zu konfrontieren und es wird Leuten leichter fallen zu verstehen, daß die Entscheidung zu einer Hausgeburt in der modernen städtischen Gesellschaft nicht ein Schritt zurück in die Vergangenheit ist.

Es hätte viele praktische Implikationen, wenn der Nestinstinkt richtig verstanden würde. Zum Beispiel werden Frauen oft aus verwaltungstechnischen Gründen dazu gedrängt, Entscheidungen schon so früh wie möglich während der Schwangerschaft zu treffen. Sie müssen sich entscheiden, wo sie ihr Baby bekommen wollen. Doch es liegt eine gewisse Gefahr darin, diese Entscheidungen vorzeitig zu treffen. Die Wahl wird dann häufig von intellektuellen und rationalen Ebenen aus getroffen. Um jedoch die instinktiven Kräfte gebührend zu berücksichtigen, die oft erst gegen Ende der Schwangerschaft spürbar werden, wäre es für Frauen weitaus besser, sich mehrere Möglichkeiten offenzuhalten und eine endgültige Entscheidung zu verschieben.

Man kann kein profundes Wissen oder vielmehr Verstehen von der gesamten Periode um die Geburt gewinnen, ohne Erfahrungen mit Hausgeburten zu sammeln. Während der vergangenen Jahrzehnte sind nur wenige Schülerinnen und Schüler aus der „Schule der Hausgeburt" hervorgegangen. Doch diese wenigen Schülerinnen und Schüler werden eine bedeutsame Rolle zu spielen haben, wenn es darum geht, das Fundament für die post-elektronische Ära zu legen. Natürlich wird eine ihrer Rollen darin bestehen, die Hausgeburt in die moderne Gesellschaft zu integrieren. Eine andere Aufgabe wird sein, die Geburtshäuser von morgen zu gestalten, sie in der Nachbarschaft von Krankenhauseinrichtungen anzusiedeln und Personal auszubilden, das immer mehr die Rolle übernehmen wird, die früher von den Mitgliedern der Großfamilie im eigenen Zuhause erfüllt worden ist. Außerdem werden alle die, die Erfahrung mit Hausgeburten haben, entscheidenden Einfluß auf den Ausbau von den geburtshilflichen Diensten, die für Mütter und Babies dasein sollen, die medizinische Hilfe brauchen, nehmen.

Jedes Krankenhaus in dieser Welt, hat die Neigung, in dieselben Fehler zu verfallen. Nehmen wir zum Beispiel einmal die Betten, die wir in den Wochenbettstationen vorfinden. Sie sind normalerweise hoch und schmal. Aus diesem Grund trauen sich Mütter nicht, ihre Babies bei sich im Bett schlafen zu lassen, aus Angst davor, sie könnten aus dem Bett fallen. So wird die Dauer des Hautkontaktes verkürzt, und das Stillen in der Anfangsphase erschwert. Erfahrungen mit Hausgeburten haben mir gezeigt, daß viele junge Paare heute niedrige, breite Betten haben. Es besteht kein Grund für die Angst, das Baby könnte herausfallen, und die Mutter zögert nicht, mit ihrem Baby zusammen zu schlafen. Dies ist nur ein Beispiel, das darauf hinweist, wie die Schule der Hausgeburt uns helfen kann, eine Vision davon zu entwickeln, wie Krankenhäuser in Zukunft sein sollen. Ich bin nun an den Punkt gekommen, wo es mir schwer fällt, die Umgebung eines Krankenhauses zu tolerieren, obwohl ich fünfunddreißig Jahre meines Arbeitslebens dort verbracht habe.

Durch die Erfahrung mit Hausgeburten kann man allerdings auch Wissen gewinnen, das *nicht* auch woanders angewandt werden kann. Zum Beispiel habe ich sehr viel über Katzen gelernt. Gibt es eine Wechselwirkung zwischen der Anwesenheit von Katzen in einem Haus und einer kurzen Geburt? Vor Jahren wäre mir so eine Frage nicht gekommen. Heute aber sagen mir Beweise, die ich mit meinen eigenen Augen gesehen habe, daß es eine solche Korrelation gibt. Dies wirft eine weitere Frage auf. Wenn wir davon ausgehen, daß eine solche Korrelation besteht, könnte es dann sein, daß die Liebe zu Katzen und die Fähigkeit, leicht zu gebären, zwei Aspekte derselben Natur sind? Katzenliebhaberin zu sein, kann von einem Hang zur Ruhe zeugen, von einem Hang zu bestimmten Zärtlichkeiten, einem Hang, denen zu geben, die nicht bitten und von denen man seinerseits nichts verlangen kann. Dies kann mit der Fähigkeit zusammenfallen, sich der tierischen Seite im eigenen Verhalten zu ergeben und sich von den Vorgängen des Lebens beherrschen zu lassen. Oder alternativ dazu die Frage, ob das

Leben mit Katzen dazu beiträgt, die Persönlichkeit zu formen? Bringen Katzen tatsächlich genug Ruhe, Heiterkeit und Gelassenheit in unser Leben, um in denen, die um sie herum sind, den Spiegel der Streßhormone zu regulieren? Oder könnte es tatsächlich sein, daß Katzen mystische Kräfte besitzen? Ist es möglich, daß sie den Verlauf einer Geburt direkt beeinflussen können, nur durch ihre Anwesenheit? Wir sollten nicht vergessen, daß die Katzen von den Ägyptern als heilige Tiere verehrt worden sind und sogar ihre Leichen mumifiziert wurden. Es wurde in der Tat ein Friedhof entdeckt, in dem mehr als 300 Katzen begraben waren! Als Zeichen der Trauer für eine geliebte Katze rasierten sich die Ägypter ihre Augenbrauen ab. Und wer eine Katze tötete, riskierte die Todesstrafe. Und Bestel, die Göttin der Liebe und Fruchtbarkeit, hatte den Kopf einer Katze und den Körper einer Frau. Könnte es ein, daß Katzen „bio-energetische" Eigenschaften haben, die wir nicht identifizieren und erklären können? Katzen haben den Ruf, metaphysische Kräfte zu besitzen. Welche Gründe gibt es für diesen Glauben?

Eine Londoner Therapeutin läßt ihre Katzen in ihrem Behandlungszimmer ungehindert ein- und ausgehen. Sie hat beobachtet, daß sie von schwangeren Frauen angezogen werden und zwar ganz besonders von ihren Bäuchen. Manche Hellseherinnen behaupten, daß sie die Anwesenheit einer Katze brauchen, um ihre seherischen Kräfte zu stärken. Man hat auch bemerkt, daß Katzen sich zu manchen Menschen mehr hingezogen fühlen als zu anderen und daß sie sich gerne auf bestimmte Körperteile legen, zum Beispiel auf den Bauch und den Nacken. Diese Stellen des Körpers entsprechen genau zwei von den Chakras, den subtilen Energiezentren, die von den Eingeweihten Indiens beschrieben werden: Zentren, von denen es heißt, daß sie nur bei einer Minderheit von Menschen vollkommen aktiv sind und daß nur Yogis wissen, wie sie sich bewußt stimulieren lassen.

Von verschiedenen Gesichtspunkten aus betrachtet, sind Katzen tatsächlich mysteriös. Es scheint, als ob tellurische und elektromagnetische Einflüsse – anders als bei Hunden – sich nicht auf ihr Verhalten auswirken. Manche Beobachter behaupten, daß die Katze sich oft auf gestörte Zonen legt und dadurch das Gleichgewicht wiederherzustellen vermag – also die Rolle einer Regulators oder sogar Beschützers spielt. Ein Hund hingegen würde sich ganz anders verhalten, mehr wie ein Mensch.

Wie dem auch sei: die eigentümliche Beziehung zwischen Katzen und schwangeren Frauen scheint zu allen Zeiten wahrgenommen worden zu sein. Warum haben die großen Maler der Vergangenheit die Katze als typische Komponente in ihre Darstellungen von der Szene der Verkündung Mariä aufgenommen?

Oder haben Katzen ganz allgemein eine besondere Beziehung mit schwangeren Säugern? Ein Gedicht von Mark van Doren, „Mitternachts Katze", wirft diese Frage auf.

> Bis auf der Schwelle eines Stalles
> Sie Wasser und auch Mais erschnuppert
> Wo eine Sau ihr Lager hat
> Und kleine Schweinchen geworfen werden.
>
> Still hüpft sie und spaziert
> Die ganze Nacht über schmale Sparren,
> Von woher sie zu Zeiten weise
> Zu denen spricht, die sie behütet.

Es ist in der Tat verführerisch, einen Vergleich herzustellen zwischen der Wirkung, die Katzen auf eine Geburt haben und der, die Wasser, oder einer echte authentische Hebamme haben. Wir sollten nicht vergessen, daß die Katze für machen Psychoanalytiker vor allem ein weibliches Symbol ist. In seinen Untersuchungen von Träumen und seiner Interpretation der Genese von Geisteskrankheit sah Carl Jung die Katze als erotisches Symbol.

Dies bringt uns zu Igor Tcharkovsky, zum Meer und den Delphinen. Tcharkovsky behauptet, daß Delphine mit ungeborenen Menschenbabies in der Gebärmutter auf mysteriöse Weise, die – zur Zeit – als telepathisch beschrieben wird, kommunizieren können und daß sie ihnen helfen können, potentielle Angst vor dem Wasser zu verlieren. Er träumt von einer Welt, in der schwangere Frauen mit Delphinen schwimmen und in deren Gesellschaft gebären. Für die meisten Leute gehört diese neue Art gegenseitiger Hilfe zwischen den Spezies in den Bereich von Fantasie oder Utopie, wenn auch einige eingestehen, daß Kommunikation durch Meditation durchaus möglich sein könnte.

Warum sollten wir nicht erst einmal versuchen herauszufinden, ob unsere vertrauten Haustiere einen gewissen Einfluß auf die Geburt von Menschenbabys haben oder nicht, und gegebenenfalls diesen Einfluß analysieren? Dies könnte ein paar recht praktische Implikationen haben. Wenn die Liebe zu Katzen sich in der Beziehung zwischen Katzen und Schwangerschaft als ein wichtiger Faktor erweist, könnte dies dem Zusammenleben von kleinen Mädchen und Katzen eine neue Bedeutung verleihen (und ein paar Ansichten darüber verändern). (Manche würden hier auch hervorheben, daß Mädchen sich auf diesem Wege gleichzeitig Immunität gegen Toxoplasmose aneignen könnten – eine Krankheit, die durch Katzen übertragen werden kann, aber in der Praxis nur für ungeborene Babys gefährlich ist.) Oder, wenn es sich so verhält, daß es auf die Anwesenheit der Tiere selbst ankommt, wäre dies ohne Zweifel für viele Frauen ein Grund, zur Geburt zu Hause zu bleiben. Doch es würde sicherlich eine enorme Umstellung in der Wahrnehmung solcher Faktoren voraussetzen, bis sie in den Universitätskliniken und Lehranstalten in Betracht gezogen werden würden!

Wenn meine Aufmerksamkeit eher auf Katzen als auf Hunde oder auf andere Haustiere gelenkt worden ist, so deshalb, weil Katzen sich während einer Geburt auf besonders exemplarische Weise verhalten. Sie sind so diskret wie nur möglich. Sie fallen nicht auf, und doch sind sie da. Trotz ihre scheinbaren Gleichgültigkeit scheinen sie genau zu wissen, was vorgeht, und auch die besondere Bedeutung und Heiligkeit des Geschehens zu spüren.

Das Verhalten, das Katzen während der Geburt an den Tag legen, könnte für die Hebammen der Zukunft eine Quelle von Inspirationen sein. Sich selbst der Aufmerksamkeit zu entziehen, während man gleichzeitig fähig ist, sofort zu merken, wenn etwas nicht stimmt – damit wäre so ungefähr zusammengefaßt, worin die Kunst des Hebammentums bestehen sollte. Sie muß die tiefsten Aspekte der Persönlichkeit umfassen. Nicht vielen Menschen ist die Fähigkeit gegeben, keinerlei Aufmerksamkeit auf sich zu ziehen.

Darüber hinaus muß das Geschlecht in Betracht gezogen werden. Am Geburtsort wird eine Frau – besonders eine, die selbst Kinder hat und nicht in einem Netz von Ängsten verstrickt ist –, weniger auffallen als ein Mann. Das soll nicht heißen, daß eine Frau, die keine eigenen Kinder hat, nicht die Rolle einer Hebamme übernehmen könnte. Die gebärende Frau braucht jedoch eine besondere Art *Privacy*. In einer bestimmten Phase der Geburt muß sie ihre Schließmuskel öffnen und den Darm entleeren. In diesem Moment braucht sie die Art von *Privacy*, die von einer Mutter oder einer Frau, die an eine Mutter oder Großmutter erinnert, nicht gestört wird. Hingegen kann sich die Anwesenheit eines Sexualpartners hemmend auswirken. Auch wird sich ein reiferer Mensch weniger auffallend benehmen als jemand, der jünger ist. In vielen Sprachen erinnert das Wort für „Hebamme" (zum Beispiel auf französisch „Matrone" und „Sage-femme") an Weisheit, die durch Alter und Erfahrung erlangt wird. In Amerika werden die Hebammen traditionellerweise „Omi" genannt.

Die Fähigkeit, sich der Aufmerksamkeit zu entziehen, ist auch eine Frage von Ausbildung und Schulung und sogar von Technik. Eine Form von Diskretion ist es beispielsweise, wenn man nur wenige oder gar keine vaginale Untersuchungen durchführt. Ich habe ein paar Tonbänder, die für die Ausbildung der Hebammen von morgen nützlich sein könnten. Mit genügend Erfahrung läßt sich von einem angrenzenden Zimmer aus der Geburtsverlauf fast immer einfach durch Zuhören abschätzen. Und, wie im fünften Kapitel erwähnt, verlangt das kleine Ultraschall-Stethoskop „Dopton" es nicht, daß die Frau sich hinlegt, damit die kindlichen Herztöne vor, während und nach einer Wehe abgehört werden können. Dieses kleine Gerät könnte einmal die Dimensionen eines technologischen Durchbruchs annehmen – für die, die wie Katzen sein können.

7. Das Alte und das Neue

> Für viele primitive Völker liegt der Ursprung
> des Lebens in einem Klang: es ist die Stimme
> Gottes ... Der Grund für diesen Glauben bei
> den primitiven Völkern ist vielleicht im Schrei
> des neugeborenen Kindes verborgen, das,
> während es sich in eine fremde Welt kämpft,
> getrennt von seiner Mutter, nach dem Schutz
> ruft, den Säuger brauchen.
>
> Wilfried Mellers, *Bach and the Dance of God*

Der Mensch ist dazu verdammt, mit zwei Hirnen zu leben. Egal
mit welcher Einstellung man an das Begreifen des menschlichen
Phänomens herangeht, sie muß immer einen gewissen Aspekt
der Beziehung zwischen unseren beiden Hirnen in Betracht
ziehen – dem alten und dem neuen.

Sexuelles Geschehen

Wir haben gesehen, daß die Aktivität des primitiven Hirns während des Geburtsvorgangs vorherrscht. Dieses primitive oder
archaische Hirn haben wir mit allen Säugern gemeinsam. Es ist
auch in dem Sinne alt, daß es bereits sehr früh in unserem Leben
zur Reife kommt. Man kann es nicht vom Hormon- und Immunsystem getrennt betrachten, mit denen es ein komplexes
Netzwerk bildet. Dieses Netzwerk selbst stellt die Adaptionssysteme dar, die damit zu tun haben, was im allgemeinen „Gesundheit" genannt wird. Das archaische Hirn, welches unsere Gefühle und Instinkte regiert, kann auch als eine Drüse angesehen
werden, die die Hormone ausschüttet, welche für den Geburtsvorgang notwendig sind, weil sie wirksame Gebärmutterkontraktionen in Gang bringen und auch vor Schmerzen bewahren.

Der Geburtsvorgang ist umso leichter, je mehr das andere Hirn, das neue Hirn, in den Hintergrund tritt. Dieses neue Hirn – die Hirnrinde oder der „Neokortex", dessen riesige Entwicklung das Hauptmerkmal des Menschen darstellt – ist erst mit dem Eintritt ins Erwachsenenalter voll ausgereift. Wird es während des Geburtsvorgangs aktiv, so wirkt sich dies nur hemmend auf die Aktivität des alten Hirns aus. Während einer Geburt (und auch bei jedem anderen Geschehnis des Sexuallebens) kommen alle Hemmungen von dem „Neokortex". Aus diesem Grunde gibt es in einer sehr spontanen Geburt nach der Säuger-Methode ein Stadium, in dem die Frau von unserer Welt wie abgeschnitten scheint, wie unterwegs zu einem anderen Planeten. Dieser Wechsel der Bewußtseinsebenen ist offensichtlich mit einem geringeren Grad an Kontrolle durch das neue Hirn verbunden. Die werdende Muter ist dann von allen möglichen Hemmungen befreit. Sie traut sich aufzuschreien, ihre Schließmuskel zu öffnen, zu vergessen, was sie gelernt hat, was kulturell anerzogen ist, sogar was der Anstand verlangt. Will man also eine Geburt länger, schwieriger, schmerzhafter (und gefährlicher) machen, stimuliert man am besten den „Neokortex", von dem alle Hemmungen ausgehen.

Der „Neokortex" kann durch Licht stimuliert werden oder auch dadurch, daß man jemandem zuhören soll, der logisch und rational redet, oder wenn man von Menschen umgeben ist, die sich wie Beobachter verhalten. Ein Gefühl von *Privacy* hingegen ist immer mit der Reduzierung der Kontrolle durch den „Neokortex" verbunden.

Es kann nicht nachdrücklich genug darauf hingewiesen werden, daß der aktive Teil des Hirns während einer Entbindung und auch bei allen anderen sexuellen Erlebnissen der Teil ist, der sich früh im Leben eines jeden Individuums entwickelt – während einer Zeitspanne, die ich als die „Primärphase" bezeichnet habe; sie umfaßt das Leben in der Gebärmutter, die Phase um die Geburt und die frühe Säuglingszeit. Wenn man das Augenmerk auf diese frühe Entwicklung legt, gelangt man zu der Annahme, daß sich jede ernsthafte Vorbereitung auf die Geburt (oder auf das Sexualleben) auf diese Zeitspanne konzentrieren sollte!

Deshalb beginnen wir unsere Studie der Beziehung zwischen „dem Alten und dem Neuen" damit, das primäre Verhalten zu betrachten, das für das Überleben der Arten notwendig ist: die sexuelle Aktivität und ganz besonders der Geburtsvorgang. Wir haben gesehen, wie diese Aktivitäten vom neuen Hirn unterdrückt und gehemmt werden können. Das versetzt uns in die Lage, die Unterschiede zwischen dem Homo sapiens und den anderen Säugern aufzuzeigen. Der Homo sapiens ist der einzige Säuger, dessen „Neokortex" stark genug ist, die für das Überleben der Arten unverzichtbaren Instinkte zu hemmen, zu unterdrücken und sogar zu bedrohen.[5] Einerseits ist der „Neokortex" ein Werkzeug, das dem Hirn dient, das die Dynamik des Überlebens unterstützt. Andererseits überschreitet er seine Funktion als Werkzeug und scheint häufig Aktivitäten in die Quere zu kommen, die für seine Fähigkeiten viel zu komplex sind, mit seiner ursprünglichen Aufgabe nichts zu tun haben. Daher also dieser Konflikt.

Die Vorgänge der Hemmung können jedoch in beide Richtungen wirken. Das alte Hirn – das emotionale – kann zuweilen das rationale Hirn hemmen. Wir alle wissen, daß ein starkes Gefühl uns unserer Fähigkeit zur logischen Argumentation berauben kann. Denken wir nur an den Prüfungskandidaten, der aus Angst wie gelähmt ist, unfähig eine Rechnung zu lösen, die unter anderen Umständen kein Problem für ihn wäre.

Die Lücke zwischen zweierlei Arten von Wissen

Es ist, als ob die zwei Ebenen verschiedene und unvereinbare Arten von Wissen gespeichert hätten. Das neue Hirn, das eine wissenschaftliche Sichtweise ermöglicht, bestärkt die Konzepte von Zeit, Raum und Begrenzung, einschließlich der Grenzen unserer eigenen Lebenszeit. Es gibt uns ein Gefühl von Identität, das, zusammen mit einem Gefühl unserer eigenen Grenzen im Raum, anscheinend nur dann erreicht wird, wenn der menschliche „Neokortex" sich bis zu einem bestimmten Grad entwickelt hat, und dieses Stadium entspricht der Entwicklungsstufe, in der ein Kind sich selbst in einem Spiegel erkennt. Das Konzept von Grenzen in der Zeit führt zum Wissen vom Tod.

Die alten Strukturen hingegen enthalten das Wissen, daß wir alle Teil eines Ganzen sind. Sie bestärken ein spirituelles Gefühl, welches die Konzepte von Raum und Zeit transzendiert. Da auch der Wille zum Überleben vom alten Hirn erzeugt wird, wird dieses universelle, spirituelle Gefühl sich ausdrükken, solange es Menschen gibt, die den Kampf ums Dasein führen. Es gehört zur menschlichen Natur.

Es ist bezeichnend, daß viele Frauen in einem bestimmten Stadium der Geburt eine Todesangst ausdrücken. Sobald dieses Stadium überschritten ist, ist ihre Angst anscheinend überwunden. Dann kann die Geburt mit einem echten „Fötus-Ausscheide-Reflex" rasch zu Ende kommen. Es ist, als ob das Wissen vom Tod und die Angst davor, die im neuen Hirn enthalten sind, sich auflösen, sobald ein bestimmter Bewußtseinszustand erreicht ist. Es ist, als ob der Frau während der Geburt ein physiologischer Mechanismus zur Verfügung stünde, der ihr hilft, dieses Wissen und diese Angst, die charakteristisch für den Menschen sind, im richtigen Moment zu vergessen. Und dieser physiologische Mechanismus besteht in der Reduzierung der Kontrolle, die das neue Hirn ausübt.

Vom wissenschaftlichen Standpunkt aus betrachtet, ist echtes Wissen im „Neokortex" gespeichert. Vom Standpunkt eines Buddhisten oder eines Mystikers aus gesehen, wird echtes Wissen nur durch Meditation gewonnen, indem man sich vom Wirken der sensorischen Stimulationen und der Gedanken befreit, die uns beständig ablenken. Die Lücke zwischen dem Wissen, das in unseren zwei Hirnen aufbewahrt ist, ist die Voraussetzung für jede Philosophie. Kein Werk und keine Schule der Philosophie kann von einer gegebenen Periode der Geschichte losgelöst werden, weil Philosophie sich immer auf wissenschaftliches Wissen bezieht, das seinerseits der Veränderung ausgesetzt ist.

Die beiden Hirne enthalten nicht nur verschiedene Akten von Wissen, sondern sie haben auch verschiedene Bedürfnisse. Wie ist es möglich, wissenschaftliche Neugierde mit dem Bedürfnis für das Irrationale, das Magische, den Aberglauben, und mit dem Bedürfnis, einen Glauben zu haben zu versöhnen? Nun, selbstverständlich liegt es nicht außerhalb einer wissenschaftlichen Einstellung zu erklären, wie der Glaube – der die Bedürfnisse des alten Hirns befriedigt – das Wirken des primitivsten Adaptionssystems beeinflußt, also der Gesundheit. Mit anderen Worten, die moderne Wissenschaft kann erklären, wie Ihr Glaube Sie retten kann.

Dieses Beispiel legt nahe, daß der Konflikt zwischen unseren beiden Hirnen nicht bedeutet, sie seien vollkommen voneinander geschieden. Der Gegensatz zwischen dem alten und dem neuen Hirn, so wie er hier beschrieben ist, ist absichtlich vereinfacht. Die moderne Physiologie deutet an, daß die rechte Seite des „Neokortex" eine engere Beziehung mit dem alten Hirn hat als die linke Seite und daß darin womöglich auch ein Unterschied zwischen den Geschlechtern besteht. Abgesehen davon gibt es Situationen, in denen sich die Aktivitäten beider Hirne in Harmonie miteinander befinden, in denen sie sich ergänzen und einander sogar verstärken. Ein passendes Beispiel solcher Harmonie kann in der Funktion des Singens gesehen werden.

Die Funktion des Singens

Kommen wir zurück zu diesen Geburtsorten, zu diesen Entbindungskliniken oder Geburtshäusern, wo Frauen sich zum gemeinsamen Singen treffen können (s. S. 29). Singen ist eine speziell menschliche Aktivität. Und das Bedürfnis, grundlegende Menschlichkeit wiederaufleben zu lassen, ist während der Schwangerschaft besonders stark ausgeprägt. Es gibt kein einziges Beispiel einer menschlichen Gesellschaft, in der das Singen unbekannt war. Deshalb sollte sich sicherlich ein jeder, der studieren will, was den Mensch in der Welt der Säuger zur Ausnahme macht, über die Funktion des Singens Gedanken machen. Nachdem ich mit schwangeren Frauen in Frankreich, Großbritanien und in den Vereinigten Staaten gesungen habe, habe ich dies im Laufe der Zeit zu verstehen gelernt.

Ein Geburtshaus oder eine Entbindungsklinik ist ein idealer Ort, wenn es um die Erkenntnis geht, daß die Stimme den allerprimitivsten Hirnstrukturen dienen kann. Dies trifft sowohl auf den Schrei zu, der für die letzte Wehe vor der Geburt charakteristisch ist, als auch auf den ersten Schrei des neugeborenen Kindes. Tatsächlich hat man ähnliche Vokalisierungen in Tierexperimenten reproduziert, indem man ganz bestimmte Bereiche des primitiven Hirns mit Elektroden stimulierte. Doch wenn eine schwangere Frau ihren Arzt fragt, ob ihre Anzahl von Anti-D-Antikörpern seit dem letzten Besuch zugenommen hat, stellt sie ihre Stimme in den Dienst der allerjüngsten Schichten ihres „Neokortex". Während des Singens schließlich steht die Stimme gleichzeitig im Dienst des primitiven und des neuen Hirns (welches Sprache ermöglicht). Die direkte Kommunikation von Gefühlen durch Melodie und Rhythmus wird durch den Gebrauch von Worten ergänzt. Beim Menschen, der mit sprachlichen Fähigkeiten begabt ist, ist das Singen ein perfektes Beispiel dafür, wie beide Hirne harmonisch zusammenwirken können.

Dies kann ebensogut von der gesamten Atemfähigkeit gesagt werden – ohne die es keine vokale Funktion geben würde. Die Atmung unterliegt normalerweise der Kontrolle sehr primitiver Nervenstrukturen. Wir atmen, ohne daran zu denken. Aber der „Neokortex" kann Atembewegungen veranlassen. Er kann plötzlich bestimmen, daß schnell und oberflächlich geatmet wird. Wenn wir singen, schaffen es die beiden Hirne, ihre Kontrollkräfte in Einklang zu bringen.

Untersucht man die Funktion des Singens, dann hat man den Schlüssel zum Verstehen des Menschen. Tatsächlich stellt sich in vielen künstlerischen Tätigkeiten eine Technik, die von dem speziell menschlichen „Neokortex" regiert wird, in den Dienst einer Funktion, die von älteren Strukturen geregelt wird. Die Technik des Musikers macht es möglich, durch Klänge Gefühle auszudrücken. Die Technik des Malers kann mit visuellen Signalen Gefühle übertragen. Die Dichtkunst ist die Übertragung von Gefühlen durch unsere elaborierte Form von Kommunikation, die wir „Sprache" nennen. Die Technik des Tänzers führt durch Körperbewegungen und Rhythmus zum Erwecken von Gefühlen. Gastronomie ist verbunden mit Verdauungsfunktionen, die Kunst des Parfümeurs mit dem Geruchssinn, Erotik mit dem Paarungsinstinkt. Es gibt keine physiologische Funktion, die nicht als Grundlage für eine künstlerische Tätigkeit dienen kann. Ist es nicht bezeichnend, daß Worte wie „Kunst" und „Kunstfertigkeit" dieselbe Wurzel haben? Tatsächlich ist Kunst eine Kunstfertigkeit, mit Hilfe derer der Mensch seine zwei Hirne in Harmonie vereint.

Der Mensch und das Wasser

Die Menschen haben immer versucht, diese Wasserscheide zu überbrücken – die Zweiteilung zwischen Vernunft auf der einen Seite und Gefühl, Glaube, Leidenschaft auf der anderen. Darüber hinaus haben sie auch immer nach Vermittlern gesucht, die dieses Bemühen unterstützen würden, und Wasser scheint überall und zu allen Zeiten als idealer Vermittler wahrgenommen worden zu sein.

Alle Religionen, alle Heilkünste haben sich die Macht des Wassers zunutze gemacht – von den heiligen Quellen uralter Traditionen bis zur Taufe Christi im Flusse Jordan; von den Riten des Äskulap bis zur modernen Thalasso-Therapie. Die grundlegende Krankheit der Menschheit besteht in ihrer übertriebenen Unterwerfung des primitiven Hirns an den „Neokortex". Aus diesem Grunde können Religion und Medizin nicht voneinander getrennt werden. Ob wir in der Heilung eines Menschen daran arbeiten, sein oder ihr religiöses Gefühl freizusetzen und ob wir versuchen, seine oder ihre zwei Hirne in Harmonie zu bringen, ist weitgehend dasselbe.

So wie es ein Geburtsort war, an dem ich zum ersten Mal die Funktion des Singens verstanden habe, ist mir in diesem Rahmen auch die Macht des Wassers auf den Menschen klar geworden. Während der Geburt übt das Wasser auf viele Frauen eine unwiderstehliche Anziehung aus. Sie wollen duschen. Sie wollen baden. Manchen Frauen hilft Wasser während der Geburt anscheinend zu fliehen, sich von unserer Welt abzusondern. Werdende Mütter fühlen sich zu Entbindungskliniken hingezogen, in denen während der Geburt ein kleiner Pool zur Verfügung steht. In manchen Städten, zum Beispiel in London, können tragbare Becken gemietet werden, die speziell für Hausgeburten entworfen worden sind. Wie im 5. Kapitel bereits aufgeführt, hilft das Wasser den Frauen während der Eröffnungsphase offenbar bei der Entspannung und macht ihre Geburten kürzer und weniger schmerzhaft. Das Eintauchen in körpertemperiertes Wasser kann in der Tat eine ganz unglaubliche Wirkung haben (solange die gebärende Frau nicht zu früh ins Bad steigt). Und in manchen Fällen läßt sich ein weiteres interessantes Phänomen beobachten: plötzlich, in einem bestimmten Stadium der Geburt, wenn die Mutter einen sehr speziellen Bewußtseinszustand erreicht und alles vergißt, was sie je gelernt hat, alles, was sie je gehört oder gelesen hat, ist es, als ob ihr bewußt würde, daß ihr Baby unter Wasser geboren werden kann. Ja, tatsächlich ist die Geburt eines menschlichen Babys unter Wasser ohne weiteres möglich.

Es gibt auch andere Möglichkeiten um festzustellen, daß der Mensch zu den Wasser-Primaten gehört. Was tun Leute im Urlaub? Sie liegen am Strand und schauen auf die Wellen. Wo verbringen sie ihre Flitterwochen? In Venedig, an den Niagarafällen oder in Hawaii.

Will man diesen Einfluß des Wassers auf den Menschen erklären, denkt man natürlich zuerst an das Leben in der Gebärmutter, an das Fruchtwasser. Unser primitives Hirn entwickelt sich während einer Lebensphase im Wasser. Aber dies erklärt nicht die besondere Anziehung, die das Wasser auf den Menschen hat, wenn man ihn mit seinen engsten Verwandten, den Menschenaffen, vergleicht. Auch Schimpansen, Gorillas und Orang Utans führten ein vorgeburtliches Unterwasser-Dasein, und doch mögen sie das Wasser nicht. Wie können wir diesen Unterschied erklären? Zum einen müssen wir der Theorie über die

Emporkunft des Menschen von Sir Alister Hardy Glauben schenken, die er an der Universität von Oxford im Jahre 1960 formuliert hat. Diese Theorie zieht die Tatsache in Betracht, daß ein Teil des afrikanischen Kontinents, und besonders das Afar-Dreieck, zu einer Zeit, die mit dem „fehlenden Glied" in der Ursprungskette des Menschen übereinstimmen könnte, wahrscheinlich vom Meer bedeckt war. Jedes Merkmal, das den Menschen unter den Menschenaffen zur Ausnahme macht, kann als ein Zeichen der Anpassung an das Wasser erklärt werden oder als ein Merkmal, das mit den Meeres-Säugetieren geteilt wird. Gemäß dieser These erfolgte die spektakuläre Entwicklung unseres „Neokortex" während dieser Phase der Anpassung an das Leben im Wasser. Konrad Lorenz hat bereits als Regel aufgestellt, daß Wasser-Säuger größere Schädel besitzen – und deshalb ein größeres Gehirn – als ihre erdgebundenen Verwandten. Zum Beispiel besitzt der Otter ein größeres Gehirn als der Wiesel. Der schwimmende Affe von Gabon, der Talapoin, wird manchmal „Buddhistischer Mönch" genannt, weil sein Hirnkasten im Vergleich mit seinem Körpergewicht sehr groß ist. Außerdem ist nur bei Delphinen und Walen das Gehirn in einem Maß entwickelt, das sich mit dem des Menschen vergleichen läßt. Eine der plausibelsten Erklärungen dafür ist die, daß im Meer eine enorme Menge von Mineralien ebenso wie langkettige ungesättigte Fettsäuren[6] und andere Nährstoffe zur Verfügung stehen, die die Gehirnentwicklung fördern.

Wenn wir diese Hypothese in Betracht ziehen wollen, gehen wir davon aus, daß sich unsere beiden Hirne im Wasser entwickelt haben könnten. Erstens entwickelte sich das primitive Hirn vorwiegend in der Gebärmutter – also im Wasser. Zweitens könnte der „Neokortex" seine riesige Entwicklung während einer Wasser-Phase in unserer Evolution erreicht haben. Mit anderen Worten: Ein wässeriges Milieu könnte tief in unser individuelles Gedächtnis einerseits und in unser kollektives Gedächtnis als Spezies andererseits eingeprägt worden sein. Dann ist es kein Wunder, daß das Wasser das typische Vermittlungsmedium zwischen unseren beiden Hirnen ist.

Durch seine Geburt in einem Stall mahnte Christus an unsere

Säuger-Natur. Doch es hat der Taufe im Flusse Jordan bedurft, bevor er behaupten konnte: „Könnt ihr aus Zweien Eines machen, dann werdet ihr sein wie der Menschensohn."

Was ist Gesundheit?

Das Wort *Gesundheit* ist in Zusammenhang mit dem Menschen noch nie befriedigend definiert worden. Auch hier gilt: der beste Weg, um unser Verstehen in dieser Hinsicht zu erweitern, ist es, die Koexistenz unserer beiden Hirne in Betracht zu ziehen.

Nach der medizinischen Definition versteht man unter Gesundheit die Abwesenheit von Krankheit. Wenn es sich hierbei auch nicht um eine offizielle Definition handelt, so ist dies doch das Verständnis von Gesundheit, das automatisch durch medizinisches Vokabular und medizinische Ansichten vermittelt wird. Dieses Verständnis des Wortes *Gesundheit* sollte allerdings verworfen werden. Schließlich ist es einer guten Gesundheit zu verdanken, wenn man zum Beispiel einem Angriff virulenter Mikroben trotzen kann und am Ende einer Auseinandersetzung den Sieg davonträgt – mit anderen Worten: also eine Krankheit mit allen typischen Symptomen durchmacht. So kann Krankheit also durchaus ein Ausdruck guter Gesundheit sein.

Gesundheit hängt davon ab, wie gut unsere Adaptionssysteme funktionieren. Doch nicht alle unsere Adaptionssysteme. Und welche sind an dem beteiligt, was wir im allgemeinen Gesundheit nennen? Eine angemessene Antwort auf diese Frage wird solange nicht gefunden werden, solange man das Gehirn als Ganzes studiert und das Hormonsystem ebenso wie das Immunsystem davon getrennt betrachtet.

Der gesunde Menschenverstand sagt uns sofort, welche Adaptionssysteme in den Bereich der Gesundheit gehören und welche nicht. Wenn ich meine Uhr am Beginn der Sommerzeit eine Stunde vorstelle, wird meine Anpassungsfähigkeit in Aktion gesetzt. Aber gehört dies in den Bereich der Gesundheit?

Nein. Warum nicht? Wenn ich hingegen mit einem plötzlichen Temperaturwechsel fertig werde, setze ich Adaptionssysteme ein, die zum Bereich der Gesundheit gehören. Warum? Untersuchen Sie in dieser Weise irgendeine Reihe von Beispielen und Sie werden sehen, daß der gemeinsame Nenner unter den Adaptionssystemen, die an dem, was wir Gesundheit nennen beteiligt sind, der ist, daß sie sich sehr früh im Leben des Individuums entwickelt haben; sie kommen in einem Alter zur Reife, in den sich das Baby zum Kleinkind entwickelt.

Gesundheit hängt deshalb davon ab, wie gut unsere ältesten Adaptionssysteme funktionieren – diejenigen, die zuerst ausgereift sind. Das alte Hirn ist unmittelbar an dem beteiligt, was wir Gesundheit nennen, das neue hingegen nicht. Um die Bedeutung des Wortes *Gesundheit* zu verstehen, müssen wir wieder einmal zwischen dem alten und dem neuen Hirn unterscheiden und auch die Barrieren niederreißen, die zwischen dem alten Hirn, dem Hormonsystem und dem Immunsystem künstlich errichtet worden sind. Denn es handelt sich dabei um nichts anderes als um ein Netzwerk, in dem ein beständig zirkulierender Informationsaustausch herrscht. Wie können wir nur immer noch versuchen, ein Hormonsystem und ein Nervensystem auseinanderzusortieren in Anbetracht der Tatsache, daß das alte Hirn primär eine Drüse ist? Wie können wir das Immunsystem idiosynkratisch behandeln, wenn Zellen, die einmal als Besonderheit in diesem System galten – wie die Lymphozyten – heute besser verstanden werden? Wir wissen jetzt, daß ihre Membranen sowohl Hormone produzieren als auch hormonelle Botschaften empfangen können. Darüber hinaus können sie dieselben chemischen Vermittlungsstoffe produzieren wie die Nervenzellen und auf ihre Botschaften reagieren.

Diese neue Definition erlaubt es uns, unser Hauptaugenmerk auf den Beginn des Lebens zu richten, auf die Phase, während der das „Primäre Adaptionssystem" zur Reife gelangt. Das hilft uns zu verstehen, daß alle Ereignisse, die während der Primärphase geschehen – also zwischen der Empfängnis und dem Ende der Säuglingszeit –, das Heranreifen des alten Hirns sowie der Adaptionssysteme beeinflussen können, die an dem, was Gesundheit genannt wird, beteiligt sind.

Auch die grundlegenden Verhaltensformen, die die Gesundheit in positiver oder negativer Weise regulieren können, sind sehr tief verwurzelt und offenbar mit uralten Strukturen des primitiven Hirns verbunden. Wir sind zu der Erkenntnis gelangt, daß die typische Situation für das Entstehen von Krankheit ein Zustand des Sich-Ergebens ist. Genau dies passiert, wenn man sich einer Bedrohung gegenübersieht, ohne in der Lage zu sein zu kämpfen oder zu fliehen. Man kann sich nur ergeben. Wenn Ratten Elektroschocks bekommen, werden sie nicht wegen der Elektroschocks krank, sondern weil sie im Moment des Schocks unfähig sind zu kämpfen oder auszureißen. Jeder Zustand der Unterwerfung löst einen Ausstoß von Hormonen wie Cortisol aus, dessen längerfristige Wirkung einer Art physiologischen Selbstmords gleichkommt. Manche Stoffwechselkanäle sind für diesen Vorgang besonders empfindlich, und deshalb sind bestimmte ungleichgewichtige Zustände charakteristisch für Unterwerfung – insbesondere das Ungleichgewicht zwischen jenen Zellregulatoren, die Prostaglandine heißen. Wenn ein neugeborenes Baby in einem Säuglingszimmer lernt, daß es zwecklos ist zu schreien, seine Bedürfnisse auszudrücken, erfährt es bereits einen Zustand der Unterwerfung. Die Abwehrmechanismen *gegen* krankmachende Situationen sind ebenfalls sehr tief verwurzelt. Zorn ist einer dieser Mechanismen. Durch Tierexperimente wissen wir, wie durch die Stimulierung eines sehr primitiven Teils des alten Hirns Zorn ausgelöst werden kann. Es ist interessant zu beobachten, daß die Angriffe, die auf diese Weise stimuliert werden, sich meist gegen dominierende Tiere richten. Zorn ist eine gesunde Reaktion, die dem negativen Effekt einer unterwürfigen Situation entgegenwirkt. Es ist sehr primitives Verhalten. Jeder weiß, daß ein zwölf Monate altes Kind ganz echten Zorn ausdrücken kann. Er (oder sie) kann auch nach Ersatz suchen, wenn seine grundlegenden Bedürfnisse nicht erfüllt werden. Das ist die Bedeutung des sogenannten Übergangs-Objektes, wie dem alten, schmutzigen Tuch oder der Decke, an welches ein Kind eine starke Bindung entwickelt haben kann.

Wir sehen also auch hier, wie wir bereits beim Studium von Geburt und anderen Episoden des Sexuallebens, beim Erkennen der Funktion des Singens und der Künste im allgemeinen und bei der Wesenserforschung des spirituellen Gefühls und der Macht des Wassers festgestellt haben, daß jede moderne Definition des Wortes *Gesundheit* gleichfalls unser doppeltes Hirn in Betracht ziehen muß.

Der Ökologische Mensch

Am Ende dieses zwanzigsten Jahrhunderts muß jede Frage, jedes Thema für wissenschaftliche Untersuchungen, jede Interpretation des menschlichen Phänomens in den Kontext einer bedrohten Biosphäre gestellt werden. Der menschliche Säuger sollte in erster Linie als machtvoller Vertreter der Desertierung, als Super-Raubtier studiert werden. Unsere Fähigkeit, ganze Lebensformen auszulöschen, verleiht uns, um es gelinde auszudrücken, einen besonderen Platz unter den Lebewesen.

Weil die Wissenschaft von der Ökologie mittlerweile ein ökologisches Bewußtsein heranwachsen ließ, beginnen viele Menschen sich zu fragen, wie wir die Zerstörung unseres Planeten beenden könnten. Einige setzen alle ihre Hoffnungen auf die Entwicklung einer entsprechenden Technologie, auf eine ökologische Gesellschaft. Andere setzen alles auf eine noch ökologischere Gesellschaft. Wieder andere haben die Konzepte von ökologischer Philosophie und ökologischem Humanismus eingeführt. Ich habe behauptet, daß unsere Priorität auf der Genese eines anderen Menschen liegen sollte, „die Genese des ökologischen Menschen" – Männern und Frauen mit einer positiven Lebenseinstellung.

Wer sich mit ganz kleinen Kindern gut auskennt, weiß, daß sich unsere Lebenseinstellung in einem relativ frühen Alter sehr tief in unsere Persönlichkeit einprägt und Wurzeln schlägt. Maria Montessori erzählte einmal die vielsagende Geschichte von einem zweijährigen Hindu-Kind, das sich bemühte, mit dem Finger eine Linie in den Sandboden zu ziehen. Da war eine

Ameise, die zwei Beine verloren hatte, und nur mit Schwierigkeiten laufen konnte. Das Kind wollte ihr eine Spur machen, um ihr zu helfen. Ein zweites Kind kam hinzu, sah die Ameise, hob den Fuß hoch und zertrat sie. Mit dieser Geschichte wollte Montessori zeigen, daß eine positive Lebenseinstellung schon im Alter von zwei Jahren zerstört sein kann. Vergleichende Studien über verschiedene Kulturen weisen darauf hin, daß bestimmte Menschengruppen gewußt haben, wie eine Art ökologischer Instinkt beschützt werden kann. Zum Beispiel pflegten die Pygmäen zu sagen: „Fälle niemals einen Baum". Es ist bezeichnend, daß die Kulturen mit dem größten Respekt vor dem Leben und für Mutter Erde – wie die Maoris, die Pygmäen, die Huichols – auch die sind, die so wenig wie möglich in die Mutter-Kind-Beziehung eingreifen. Ein Pygmäen-Baby wird oft mehr als fünf Jahre lang gestillt und des Nachts bildet die Mutter seine einzige Decke. Mit anderen Worten: es besteht anscheinend ein enger Zusammenhang zwischen der Beziehung des Menschen zu Mutter Erde und der Mutter-Kind-Beziehung. Eine Untersuchung der Verbindung zwischen Mensch und Erde kann nicht mehr getrennt werden von einer Studie der Bindung zwischen Baby und Mutter. Alle, die diesen Vorgang der Bindung auf wissenschaftlicher Ebene untersucht haben, richteten ihr Hauptaugenmerk auf das Konzept von „kritischen Phasen" oder „sensiblen Phasen" – kurze Zeitspannen, die häufig nicht lange im Anschluß an die Geburt folgen und später nie wieder vorkommen. Diese Konzepte werden in der Arbeit von sogenannten Ethnologen hervorgehoben die, in den Fußstapfen von Pionieren wie Konrad Lorenz, tierisches und menschliches Verhalten beobachten. Diese Konzepte werden auch von denen bestätigt, die die hormonellen Grundlagen des Bindungsvorgangs untersuchen bis hin zur Rolle der natürlichen Opiate – den Endorphinen – mit ihrer Eigenschaft, Gewohnheiten und Abhängigkeiten hervorzurufen. Dieses System von Endorphinen spielt wahrscheinlich eine wichtige Rolle in der Phase direkt um die Geburt.

Deshalb hat es den Anschein, daß die wichtigen Phasen – sensibel oder auch kritisch genannt –, in denen die Mutter-Kind

Bindung entweder geschwächt oder aber gestärkt werden kann, mit der Zeitspanne übereinstimmen, in der das primitive Hirn sich noch in der Entwicklung befindet. Wenn wir behaupten, daß die Lebenseinstellung ein tief eingefleischtes Charakteristikum ist, das bereits im Alter von zwei Jahren bemerkt werden kann, verleihen wir der Phase in der das Hirn sich entwickelt, das wir mit allen anderen Säugern gemeinsam haben, eine große Bedeutung. Dies ist die Phase der Abhängigkeit von der Mutter. Eine positive Lebenseinstellung scheint mit der ungestörten Entwicklung eines starken primitiven Hirns Hand in Hand zu gehen.

Natürlich wird der ökologische Mensch auch Wissenschaftler sein. Ökologie – die Lehre von den Beziehungen unter Pflanzen, Tieren und ihrer Umgebung – ist in allererster Linie eine Wissenschaft. Als solche spricht sie unseren „Neokortex" genauso an wie unser primitives Hirn. Sie umfaßt den ganzen Menschen. Homo sapiens wird sich letztendlich das *„Sapiens"* verdienen an dem Tag, wo er seinen „Neokortex"-Supercomputer in den Dienst des Lebens stellt, in den Dienst einer machtvollen Bindung an das Leben.

Halten wir dann also fest, daß die Prioritäten, die unsere Betrachtung der Genese eines ökologischen Menschen vorschlägt, sich in direktem Widerspruch zu den Prioritäten befinden, die im allgemeinen vorgebracht werden. Unter Anhängern von Intellektuellen wie Arthur Köstler gehört es zum guten Ton, auf die unzureichende Dominanz des „Neokortex" über das irrationale und übertrieben archaische Hirn zu verweisen. Köstler war der Autor von Büchern wie *Janus* und *Der Geist in der Maschine,* deren Titel an sich schon bezeichnend sind. Er träumte davon, eine Kombination von guten Enzymen zu finden, die dem „Neokortex" das Veto-Recht über das animalische Hirn verleihen und dadurch einen augenfälligen Irrtum der Evolution korrigieren würden. Ein solches absolutes Vertrauen in den Intellekt, gepaart mit offensichtlicher Verachtung gegenüber der Weisheit des instinktiven Hirns – des Hirns, das zum Überleben antreibt – kann nur im individuellen und kollektiven Selbstmord enden. Der Kampf ums Leben ist nicht rational.

Erinnern wir uns daran, daß Köstler Selbstmord begangen hat. Nehmen wir einen Standpunkt ein, der dem von selbstmörderischen Intellektuellen entgegengesetzt ist. Es geht heute darum, das primitive Hirn zu rehabilitieren, in seine lebensbestätigenden Kräfte Vertrauen zu setzen, sofern es nicht in der Phase der Abhängigkeit von der Mutter zur Unterwerfung gezwungen worden ist. Die Unterwerfung des primitiven Hirns beginnt nicht erst mit einer frühen und autoritären Sauberkeitserziehung – der Erziehung unserer Schließmuskel. Sie beginnt schon lange davor, beim allerersten Saugen an der Brust.

8. Kolostrum und Zivilisation

Kolostrum ist das, was das Neugeborene an der Brust seiner Mutter vorfindet, bevor die Muttermilch selbst zur Verfügung steht. Es regt das erste Saugen an und gilt als Symbol für den Instinkt. Aber Kolostrum kann insofern auch als ein Symbol für die Unterdrückung instinktiver Kräfte angesehen werden, als das Baby des kultivierten Menschen normalerweise darauf zu verzichten hat.

Wenn Sie sich über die unvergleichliche Komplexität der physiologischen Prozesse um die Geburt herum einmal in maßloses Staunen versetzen lassen möchten, wenn Sie herausfinden wollen, wie unglaublich fein ausgeklügelt diese sind, dann verbringen Sie ein paar Stunden, Tage oder auch Monate damit, das Kolostrum zu studieren. Doch selbst dann werden sie nur die Oberfläche dieses riesigen Themas angekratzt haben, dem man sich auf mehreren Wegen nähern kann.

Zuerst einmal wollen wir das betrachten, was Besonderes am Kolostrum ist, das in den allerersten Stunden produziert wird. Es ist eine echte Konzentration von Antikörpern, die eine riesengroße Menge jener Substanzen enthalten, die uns vor Eindringlingen beschützen, egal ob es sich dabei um Mikroben, Viren oder die lebenden Zellen eines anderen Menschen handelt. Die allerreichlichsten Antikörper, „IgA" genannt, können vom Neugeborenen selbst nicht produziert werden, und es hat sie auch nicht durch die Plazenta mitbekommen. Sie werden während der ersten Stunden nach der Geburt in Zehntelmilligrammen pro Milliliter produziert, und sie schützen die empfindlichen Schleimhäute des Darms und der Atemwege. Ihre bevorzugten Ziele sind die Mikroben und Viren, mit denen wir von Geburt an zusammenleben müssen, da sie Begleiter unserer Mutter sind.

Im Kolostrum der ersten Stunden existieren pro Kubikmillimeter auch Millionen von immun-aktiven Zellen, die in der folgenden Woche nur noch zu Tausenden gezählt werden können. Diese Makrophagen, und andere Arten weißer Zellen, können die gefährlichsten Keime neutralisieren und auflösen. Tatsächlich stellt Kolostrum eine Armee dar, die in der Lage ist, jede Art von Infektion zu unterdrücken. Es enthält pro Liter bis zu zehn Gramm einer genialen Anti-Infektions-Waffe, „Laktoferrin" genannt. Ein Molekül von Laktoferrin kann zwei Atome Eisen einfangen und erdrosseln und auf diese Weise Bakterien aushungern und schwächen, wodurch sie verwundbarer werden. An dieser Stelle können wir nur eine unvollständige Liste dieser gut nachgewiesenen Anti-Infektions-Agenten aufzeichnen, von denen jeder nach seiner eigenen Methode operiert. Dazu gehören Lysozym, Interferon sowie die Komplemente und Ligandine der Folsäure, um nur ein paar zu erwähnen.

Man muß sich darüber klar sein, daß zur Welt zu kommen heißt, die Welt der Mikroben zu betreten. Es gibt vor der Geburt keine Mikroben im Verdauungstrakt des Fötus, doch innerhalb von vierundzwanzig Stunden im Anschluß daran finden sich pro Gramm Milliarden davon. Hat das Baby nicht getrunken, oder hat es Zuckerwasser bekommen, oder ein „kleines" Fläschchen künstlicher Milch, werden die Mikroben, die sich in seinem System ansiedeln, ganz andere sein als die, die sich angesiedelt hätten, wenn das Baby ausschließlich Kolostrum erhalten hätte. Die Zukunft der Darmflora hängt davon ab, welche Keime dieses Territorium als erstes besiedeln. Wenn das Neugeborene nichts außer Kolostrum zu sich genommen hat, gehören die dominanten Mikroben zur Familie der Bifido-Bakterien, begleitet von einigen Koliform-Bakterien, an welche das Baby sich bereits angepaßt hat, da sie von seiner Mutter stammen. Das Neugeborene muß so früh wie möglich von den Hausmikroben, die seine Mutter begleiten, kontaminiert werden, damit es im Falle eines Angriffs durch gefährlichere Mikroben den bestmöglichen Schutz genießt.

Tatsächlich ist es unrealisitisch, das Stadium der Anti-Infektions-Strategien vom Studium der Faktoren zu trennen, die die Darmschleimhaut kräftigen. Bei der Geburt ist der Darm sehr durchlässig für fremde Proteine, Viren, mikrobische Giftstoffe und Keime. Doch je mehr Kolostrum das Baby zu sich nimmt, um so schneller wird die Schleimhaut stärker. Seine Proliferation wird von Wachstumsfaktoren wie Taurin ebenso beschleunigt wie von epidermischen Wachstumsfaktoren. Andere Wachstumsfaktoren haben kein direktes Ziel, wie zum Beispiel Zink, sind jedoch genauso ausschlaggebend. Es würde sich lohnen, alle Nährstoff-Gruppen zu studieren, um herauszufinden, was mit ihnen geschieht, wenn Kolostrum zu Milch wird.

Für den Augenblick jedoch wollen wir unser Augenmerk auf die enorme Menge von Fettsäure im Kolostrum lenken – besonders auf seine langkettigen mehrfach-ungesättigten Fettsäuren, die denen gleichen, die im Fischtran und in manchen kostbaren Pflanzenölen vorkommen, zum Beispiel in dem der Nachtkerze. Da die riesige Entwicklung des Gehirns charakteristisch für den Menschen ist, und das Gehirn zu einem großen Teil aus fettigen Substanzen besteht, ist dies ein wichtiges Thema. Es ist, als ob das menschliche Kolostrum einmal dazu bestimmt war, die ersten Nahrungsbedürfnisse eines großhirnigen Menschenaffen zu befriedigen, der sich dem Leben im Wasser angepaßt hatte.

Zur Betrachtung der unnachahmlichen Komplexität des Kolostrums gehört auch die Betrachtung der raschen Veränderungen in seinen Konzentrationen an verschiedenen Nährstoffen und Anti-Infektions-Substanzen.

Eine weitere erstaunliche Sache ist die Fähigkeit des Neugeborenen, nach der Brustwarze zu suchen und sie oft schon innerhalb der ersten Stunde nach der Geburt zu finden. Wenn Mutter und Baby sich an einem warmen Ort wohlfühlen, im Halbdunkel, in engem Hautkontakt und in vollkommener *Privacy*, findet das Baby die Brustwarze in der Tat sehr bald. Was lenkt das Baby zur Brustwarze hin? Wahrscheinlich sind hier mehrere Faktoren am Werk, zum Beispiel der kleine Temperatur-Unterschied zwischen der Brustwarze und der Haut, die sie umgibt (ungefähr 0,5 Grad Celsius), oder auch der besondere Geruch der Brustwarze. Aus diesem Grunde ist es wichtig, aggressive oder überlagernde Duftstoffe an einem Ort der Geburt zu vermeiden.

Nicht nur das Baby weiß, wie es die Brust finden kann, auch die Mutter weiß instinktiv, wie sie ihr eigenes Verhalten mit dem des Neugeborenen koordinieren muß, solange sie noch unter dem Einfluß der Hormone steht, die die Geburt ermöglicht haben, und sie noch in diesem besonderen Bewußtseinszustand ist, der dazu führt, daß sie sich unserer Alltagswelt enthoben fühlt. Das also geht in dieser Zeit vor sich, wenn, wie ich es miterlebt habe, Frauen eine halbe Stunde nach der Geburt die Brust geben, obwohl sie eigentlich nicht vorgehabt hatten zu stillen.

Wenn Intellektuelle behaupten, der Mensch hätte keinen Instinkt, kann ich mich des Gedankens an solche Szenen nicht erwehren. Diese Leute haben nie eine Mutter und ihr Neugeborenes in einer Atmosphäre von vollkommener *Privacy*, vollkommener Spontanität, erlebt. In derselben Weise drückt die Redewendung *„das Baby an die Brust legen"* – die oft im Hinblick auf das erste Saugen gebraucht wird – das Versäumnis aus, das instinktive Potential zu erkennen, das wir unter solchen Umständen besitzen. Aus meiner eigenen Erfahrung mit Hausgeburten kann ich Ihnen versichern, daß das Baby unwandelbar während der ersten Stunden nach der Geburt saugt – aber niemand „legt das Baby an die Brust". Mutter und Baby koordinieren ihr Tun. Die Hauptsache ist, ihnen dabei nicht im Weg zu stehen.

Wenn man von der Erfahrung und auch vom Studium her mit Bewunderung über die Eigenschaften des Kolostrum erfüllt ist und wenn man sich über das instinktive Potential des Menschen im Klaren ist, dann gerät man in Versuchung, sich die scheinbar unschuldigsten Fragen zu stellen. Zum Beispiel diese: Gibt es Gesellschaften, die so grausam sind, daß sie die Aufnahme dieser kostbaren Substanz verhindern oder hinauszögern?

Die Antwort auf diese Frage ist ein Schlüssel zum Verständnis des menschlichen Phänomens. Tatsächlich wurde in den meisten Zivilisationen, die von Historikern und Anthropologen untersucht worden sind, nach Machenschaften getrachtet, die dazu dienen, die Aufnahme von Kolostrum zu verhindern oder einzuschränken. Darüberhinaus betrachten manche Kulturen

Kolostrum als etwas Beflecktes oder Schädliches – sogar als etwas, das ausgedrückt und weggegossen werden muß. Diese negative Einstellung zum Kolostrum ist nahezu universal.

In vielen traditionellen afrikanischen Kulturen wurde Kolostrum mit Eiter oder Gift auf eine Ebene gestellt und deshalb vermieden. Aus Ländern wie Sierra Leone, Lesotho und Malawi zum Beispiel liegen eingehende Berichte dieses Inhalts vor. Manche Stämme bedienen sich eines speziellen Rituals um dafür zu sorgen, daß die Aufnahme von Kolostrum unmöglich gemacht oder verschoben wird. Beim Bemba Stamm in Zambia flößen die Menschen dem Baby zum Beispiel ein klein wenig Mehlsuppe ein. Sie sagen, dies sei dazu da, den Mund zu öffnen. Danach kann die Mutter die Brust geben. Tatsächlich ist der hohe Reifegrad im Verhalten der schwarzen afrikanischen Neugeborenen im Vergleich mit weißen Neugeborenen bis heute mehr oder weniger unbemerkt geblieben, weil der erste Kontakt zwischen Mutter und Baby auf dem afrikanischen Kontinent traditionellerweise gestört wird. Vor kurzem kehrte sich ein Team von Medizinern in Malawi gegen den eigenen kulturellen Glauben, indem sie sich fragten, ob frühes Saugen das Risiko einer atonischen Nachblutung herabsetzen könne. Um dies herauszufinden, mußten sie sich zuallererst einmal praktisch und theoretisch damit befassen, was geschieht, wenn die Phase um die Geburt in keiner Weise gestört wird. Beim Lesen eines Lehrbuchs konnten sie keine Antworten finden. Sie versuchten, im Zentral-Krankenhaus von Lilongwe die Durchschnittszeit von der Geburt bis zum ersten Saugen unter ungestörten Umständen zu bestimmen. Da sie in den nationalen medizinischen Aufzeichnungen keine Bezugnahme darauf gefunden hatten und daher keine vorgefaßten Meinungen besaßen, waren sie nicht im geringsten überrascht, als sie feststellten, daß die Mittelzeit um sieben bis acht Minuten lag, wobei die kürzeste Zeit dreieinhalb und die längste fünfzehn Minuten betrug. Aus meiner eigenen Erfahrung weiß ich, daß sie für ein weißes Baby etwa eine dreiviertel Stunde beträgt! Und eine schwedische Hebamme fand heraus, daß es genau fünfundfünfzig Minuten sind!

In Asien hat immer die übereinstimmende Meinung geherrscht, daß Kolostrum schlecht ist. Bereits zu einem sehr frühen Zeitpunkt, nämlich dem zweiten Jahrhundert vor Christi Geburt, empfahl die indische Ayurveda-Medizin Honig und geklärte Butter für das Neugeborene, während das Kolostrum ausgedrückt und weggegossen werden mußte. In Afghanistan wurde Kolostrum (*fela* genannt) durch bittere Kräuter, Süßigkeiten und Ysopsamen ersetzt. In Japan wurde dem Neugeborenen das Elixir *Jumi Gokoto* eingeflößt. Dieses wurde aus Nüssen und Kräutern gemischt, wobei die spezifischen Ingredienzien von der jeweiligen Kaste abhingen; für Babys von hoher Geburt enthielt es mehr Zutaten als für die Säuglinge der Armen.

Diese Ansichten und Meinungen wurzeln sehr tief und dadurch erscheinen sie auch im modernen Gewand. Im heutigen Korea, wo 60 bis 70 Prozent aller Babys gestillt werden, beginnt das Stillen nie vor dem vierten Tag; in den ersten Tagen muß dem Baby künstliche Säuglingsnahrung gegeben werden. Obwohl diese Praxis damit verbunden ist, daß Mutter und Kind während ihres Krankenhausaufenthalts voneinander getrennt werden, wird sie weder von den Ärzten noch von den Müttern in Frage gestellt. Da keine koreanische Mutter auch nur im Traum von der Seite eines ihrer älteren Kinder weichen würde, das ins Krankenhaus muß – es sei denn, ein anderes Familienmitglied nimmt ihren Platz ein –, ist es bezeichnend, daß die Frauen diese frühe Trennung ohne Protest akzeptieren.

In China ist die Routine grundlegend dieselbe, mit einigen lokalen und regionalen Variationen. Auch dort wiederholt sich das Vermächtnis der Vergangenheit. An jedem Ort der Geburt, den ich im Jahre 1977 in China besucht habe, wurden Neugeborenen bis zum Alter von drei Tagen die Brust verweigert. Seit dieser Zeit hat sich nichts geändert, und heute verwenden die Chinesen mehr Zeit und Energie darauf, die Technik der In-Vitro-Fertilisation zu meistern, als darauf, sich Wissen von den Eigenschaften des Kolostrums anzueignen und es zu verbreiten.

Negative Einstellungen zum Kolostrum sind auch in der amerikanischen Hemisphäre nichts Außergewöhnliches, insbesondere wurden sie bei den Indianern von Guatemala bemerkt.

Auch die Sioux haben den Beginn der Mutter-Kind-Beziehung ganz unverhohlen gestört; die Aufnahme von Kolostrum ließ sich nicht mit ihren Ritualen vereinigen. Und auf der Yucatan-Halbinsel studierte Brigitte Jordan die Praktiken einer Hebamme, die ein paar der Traditionen ihrer Vorfahren aufrechterhalten hat. Diese Nachkommen der Maya behaupteten nicht, daß Kolostrum schlecht sei oder daß frühes Saugen verboten sein sollte, doch wenn man Brigitte's Videobänder betrachtet oder ihr Buch liest oder ihr zuhört, wenn sie über ihre Erfahrungen in Yucatan spricht, gelangt man zu der Überzeugung, daß die frühe Aufnahme von Kolostrum extrem erschwert wird. Bevor das Baby in die Arme seiner Mutter kommt, wird es routinemäßig von der Hebamme gebadet, danach eingewickelt und jemand anders gibt ihm vielleicht ein wenig Wasser aus einem Kürbisschöpfer zu trinken. Und ist das Baby ein Mädchen, werden ihm schon die Ohren durchstochen, bevor es noch eine Stunde alt ist.

Aus den Erzählungen über die Geburten bei den Ureinwohnern von Australien können wir schließen, daß auch dort das Baby nicht gleich die Brust finden konnte. Zum Beispiel studierte Annette Hamilton die Geburt in Arnhem-Land, einen Teil des Gebietes, das bis 1930 von weißen Entwicklungen praktisch unberührt geblieben war. Es zeigte sich, daß das Baby entweder zunächst uneingewickelt in eine Rindenwiege oder direkt auf eine Decke gelegt und danach von der Mutter oder der Schwester der Frau fortgenommen wurde. In Neuseeland zeigen sich die Moaris interessanterweise insofern als abweichend von den anderen ozeanischen Kulturen als sie dem unmittelbaren Saugen nichts in den Weg legen.

Westliche Kulturen haben Kolostrum immer verschmäht. Im sechsten Jahrhundert n. Chr. berichtete Prokop von den Gebräuchen der Nomadenvölker in den nördlichen Teilen Schwedens. Dort wurde das Neugeborene sofort in Felle gewickelt und in die Bäume gehängt, und seine Nahrung bestand aus Knochenmark. In biblischen Zeiten wurde Kolostrum ausgedrückt, dem Baby aber wurde Honig gegeben, um den Darm zu reinigen, bevor die richtige Milch zur Verfügung stand. Sowohl griechische als auch römische und danach westeuropäische Ärzte haben alle dieselben Überzeugungen geteilt. Im zweiten Jahrhundert n. Chr. lehrte Soranus, daß Mütter erst nach Ablauf von drei Wochen die Brust geben sollten. Im Mittelalter war weit und breit Rosenwasser als reinigendes Abführmittel im Gebrauch. Manchmal wurde der Mutter ein älteres Kind gegeben, von dem angenommen wurde, es könnte Kolostrum verdauen. In Britannien wurde das Baby nicht an die Brust gelegt, bevor es im Alter von zwei bis drei Tagen getauft worden war. Die alten Bretonen glaubten, daß mit der Milch der Teufel Einlaß in den Körper des Babys finden würde, sollte das Baby vor der Taufzeremonie bereits Milch geschluckt haben.

Im England der Tudors und der Stuarts wurde Kolostrum freimütig als schädliche Substanz bezeichnet, die weggegossen werden mußte. Die Mutter galt nach der Geburt nicht als „rein", solange die blutige Ausscheidung namens „Lochia" floß. Es war ihr nicht erlaubt, die Brust zu geben, bevor ein religiöser Akt der Reinigung und Danksagung durchgeführt worden war, den man „Aussegnung" nannte. Das Baby erhielt in der Zwischenzeit verschiedene Arten reinigender Abführmittel, wie zum Beispiel Butter, Honig und Zucker oder süßes Mandelöl oder auch gezuckerte Weine. Gemälde aus dieser Zeit zeigen, wie der neugeborene Säugling mit dem Löffel gefüttert wird, während die Mutter sich im Bett erholt.

William Cadogan war der erste westliche Arzt, der Ende des achtzehnten Jahrhunderts den Ansichten seiner Kollegen widersprach, indem er Kolostrum pries und dafür eintrat, daß von Geburt an gestillt wurde. Zwar war die innere Reinigung des Babys auch sein Hintergedanke, doch hatte er beobachtet, daß auch dem Kolostrum eine abführende Wirkung zukommt. Es dürfte kein Zufall sein, daß die Säuglings-Sterblichkeitsrate in Großbritannien um diese Zeit drastisch sank. Doch hielt Cadogans Einfluß nicht lange an, und nur wenigen westlichen Babys war es während des neunzehnten und zwanzigsten Jahrhunderts gegönnt, Kolostrum zu bekommen. Als ich in den 70er Jahren beschrieb, welche besondere Atmosphäre es ist, die das erste Saugen gewährleistet, dachten viele Konferenzteilnehmer, ich würde ihnen Märchen erzählen.

Heute, nur zwanzig Jahre später, würde es niemand mehr wagen, den unersetzlichen Wert von Kolostrum offen in Frage zu stellen. Zur Zeit ist die Ansicht in Mode, daß das Baby so bald wie möglich „an die Brust gelegt" werden soll. Doch es ist in der Tat immer noch ein unangenehmes Thema und „seriöse Leute" haben Besseres zu tun, als sich damit in tiefschürfender Weise auseinanderzusetzen.

Suchen Sie einmal eine medizinische oder wissenschaftliche Bücherei auf und schlagen Sie im Verzeichnis unter Kolostrum nach. Es wird nicht mehr als ein paar Minuten kosten um festzustellen, daß Veterinär-Chirurgen mehr zu diesem Thema publizieren als Ärzte, die sich dem Menschen widmen. Natürlich fällt es Antikörpern weniger leicht, die Placenta der Rinderfamilie zu passieren als die der Menschen, doch dies ist nicht der hauptsächliche Grund. Züchter von Rennpferden wissen, daß aus einem Fohlen, das kein Kolostrum bekommt, nie ein Sieger wird.

Ich glaube, daß manchmal versucht wird, irgendwelche Schuldgefühle zu besänftigen, die man wegen dieser bedrückenden menschlichen Zustände vielleicht hat, wenn man sich hin und wieder lobend über Kolostrum äußert. Denn die Zustände, die um die Geburt herum in unserer Gesellschaft vorherrschen, bedeuten tatsächlich, daß Babys nicht frühzeitig und vollständig Kolostrum zu sich nehmen können. Erstens können wenige Frauen im Rahmen eines großen modernen Krankenhauses das komplexe hormonelle Gleichgewicht erreichen, das eine normale Geburt ermöglicht. Sie brauchen eine ganze Reihe von Ersatzstoffen für ihre eigenen Hormone – Ersatzstoffe, die eine tiefgreifende Störung für das gesamte Kontinuum des physiologischen Prozesses bedeuten. Und sobald das Baby dann geboren ist, gibt es immer irgendetwas Dringlicheres zu tun, als die *Privacy* von Mutter und Baby zu schützen. Oft sind sie von einer wahren Armee von Leuten umringt, die sich emsig beschäftigen. Der Mutter wird ein synthetisches Hormon gespritzt, um die Ablösung der Placenta zu unterstützten. Die

Helfer können es nicht erwarten, die Nabelschnur zu durchtrennen. Die Atemwege des Baby werden abgesaugt, selbst wenn es schon einen kräftigen Schrei ausgestoßen hat. Auch zögert niemand nur im geringsten, das Dammgewebe unter einer grellen Lampe zu untersuchen. Der Apgar-Wert wird bestimmt. Augentropfen müssen dringend verabreicht werden. Das Baby muß gewogen und auf Abnormalitäten hin untersucht werden. Die Placenta muß inspiziert werden. Ohne Verzögerung muß der Raum geputzt werden, denn man muß an die nächste Geburt denken. Die erste Nacht verbringt das Baby im Säuglingszimmer, weil die Mutter Ruhe braucht. Bedenkenlos wird dem Säugling Zuckerwaser oder ein wenig Flaschennahrung verabreicht.

Aber es gibt darüber hinaus noch viele subtile und indirekte Möglichkeiten, den Kontakt zwischen der Mutter und ihrem Neugeborenen zu verhindern. Wie bereits im 4. Kapitel besprochen, ist es heute zum Beispiel allgemein üblich, eine frühe, direkte Vater-Baby-Bindung anzuregen mit dem Risiko, die Rolle des Vaters als Beschützer der Mutter-Kind-Einheit zu beschränken.

Wir sehen uns natürlich zu dem Gedanken veranlaßt, daß es wahrscheinlich *irgendeinen* Grund für diese Ablehnung gibt, wenn wir die wissenschaftlich erwiesenen, nützlichen Eigenschaften des Kolostrum mit der mehr oder weniger universalen Ablehnung zusammenbetrachten. Also machen wir uns auf die Suche nach einer Erklärung.

Die Anthropologin Margaret Mead ist eine der sehr seltenen Forscherinnen, die diese Frage aufgeworfen und eine mögliche Antwort gefunden hat. Sie meinte, daß der Mangel an Kolostrum den Effekt einer genetischen Auslese gehabt haben könnte. Denn nur die Babies, die am meisten dafür geeignet sind, die gefahrvolle Perinatal-Phase zu überleben, können dies unter solch entbehrlichen Umständen auch schaffen. Doch diese Erklärung ist nur schwer zu akzeptieren, weil es für den natürlichen Ausleseprozeß höchst ungewöhnlich ist, daß er sich um den Preis der absichtlichen Schwächung der Gesundheit aller Mitglieder einer Gruppe entfaltet.

Ich möchte eine andere Erklärung vorschlagen. Der Mensch bildete sich vor mehreren Millionen von Jahren als Spezies heraus. Seitdem haben Stämme andere Stämme vernichtet, Zivilsationen haben andere Zivilsationen ausgelöscht und Menschengruppen haben sich allmählich das Königreich der Tiere und Pflanzen untertan gemacht. Die einzigen Menschengruppen, von denen seit ein paar Jahrtausenden noch Nachkommen auf unserem Planeten existieren, sind die, die es verstanden haben, die menschliche Kapazität zur effektivsten Zerstörung des Lebens zu kultivieren. Sie sind diejenigen, die die besten Mittel zur Verfügung hatten, um dieses Ziel zu erreichen. Der wirksamste Weg, den Menschen zu einer Art Superraubtier zu machen, liegt darin, die Beziehung zwischen der Mutter und ihrem Neugeborenen zu stören. Diese Beziehung läßt sich mit der Behauptung, daß Kolostrum etwas Schlechtes ist, sehr leicht schwächen, und somit stellte sie – bis heute – in Bezug auf die Auslese einen Vorteil dar.

Der Entzug von Kolostrum ist tatsächlich nur eines von vielen Beispielen für das Potential des kultivierten Menschen, sich gegenüber Neugeborenen grausam zu zeigen und in die Beziehung des Babys zu seiner Mutter einzugreifen. Beschneidung nach der Geburt, strammes Einwickeln, Taufe durch Eintauchen in kaltes Wasser, „Räucherung" des Babys, das Durchstechen der Ohren von kleinen Mädchen, in kalten Ländern die Türen zu öffnen – alles dies hat dieselbe Bedeutung. Wenn Igor Tcharkovsky Babys in eiskaltes Wasser eintaucht oder sie diversen Verdrehungen aussetzt mit der Absicht, sie an Wasser anzupassen oder sie stark zu machen oder ihre spirituellen Kräfte zu entwickeln, fällt es mir schwer, dies als das Werk eines Pioniers anzusehen; es ist mehr wie ein Zurückschreiten in die Vergangenheit.

Diese Art von Verhalten war zu einer Zeit sinnvoll, in der jede Menschengruppe die Absicht verfolgte, nicht nur über die anderen Gruppen sondern auch über andere Pflanzen- und Tier-Arten zu dominieren, als die Menschheit als Ganzes darauf versessen war, unseren Planeten zu beherrschen. Im gegenwärtigen Zeitalter eines Ökologie-Bewußtseins jedoch sind diese

Prioritäten veraltet und sogar verkehrt. Heute liegt die Priorität darauf, mit der Zerstörung der Biosphäre aufzuhören und eine positive Lebenseinstellung zu bewahren. Grausamkeit gegenüber dem Neugeborenen ist nicht mehr länger sinnvoll.

Außerdem wird meine Interpretation bestätigt, wenn man an die Zivilisationen denkt, die es geschafft haben zu überleben, ohne den üblichen Strategien zu folgen. Sie isolierten sich in Gebieten, die sonst niemand wollte und die von anderen nicht leicht zu erreichen waren. Sie integrierten sich mühelos mit dem Ökosystem. Die Huichols im Nordwesten Mexikos, die Eife-Pygmäen in den tiefen Wäldern des Äquators, die Shuaras in den Wäldern des Amazonas und die Maoris, die sich in Neuseeland niederließen, lebten alle in abgelegenen Teilen der Welt und waren bis ins neunzehnte Jahrhundert hinein geographisch geschützt. Das Charakteristische, das alle diese Völker gemeinsam haben, ist ein tief verwurzelter Sinn für Ökologie, eine Art ökologischer Instinkt. Die Huichols sprechen von „der anderen Welt", wenn sie den zerstörerischen Wahnsinn anderer Menschen meinen. Die Pygmäen haben einen enormen Respekt vor Bäumen, und die Maoris verehren Mutter Erde. Eine weitere Ähnlichkeit liegt darin, daß die ersten Anfänge der Mutter-Kind-Beziehung nicht gestört werden, und das Kolostrum somit offensichtlich uneingeschränkt von dem Neugeborenen aufgenommen werden kann.

Eine kulturvergleichende Studie führt uns unweigerlich dazu, die frühe Mutter-Kind-Beziehung mit der Beziehung der Menschen zu Mutter Erde zu vergleichen. Manche Menschengruppen haben diese Parallele natürlich ganz unverhohlen gezogen. Die Sioux zum Beispiel stellten sich den idealen Mann als einen mutigen und aggressiven Krieger vor. Die ideale Frau war entweder Gattin oder Schwester eines solchen Mannes. Um dieses Krieger-Ideal zu erreichen – das sagen die Sioux unverblümt –, mußte jeder intime Kontakt zwischen dem Neugeborenen und seiner Mutter verhindert werden ebenso wie jeder unmittelbare Kontakt zwischen dem Neugeborenen und der Erde. Bei der Geburt hoben daher vier mutige Krieger die Zipfel der Decke, auf welcher die Frau lag, in die Luft und hielten die Decke in einer gewissen Höhe vom Boden entfernt. Sie wußten auf ihre eigene Art Bescheid über das, was moderne Wissenschaftler als „die sensitive Phase" bezeichnen – also eine dieser kurzen, entwicklungsmäßig wichtigen Phasen, die nie mehr wiederkommen.

Die Revolution, die wir erwarten, wird globale Dimensionen annehmen. Wir werden sie die *Kolostral-Revolution* nennen. Zu dieser Revolution gehört die Veränderung von Ansichten, die im wörtlichen Sinne radikal sind, denn wir werden unsere tiefsten Wurzel und unsere Vergangenheit als Säugetiere in Betracht zu ziehen haben. Normalerweise sind Säugetiere – insbesondere unsere Verwandten, die Primaten – nicht grausam zu ihren Neugeborenen. Wie ist der Mensch zu dem geworden, was er heute ist? Ein jüngstes Experiment mit Krallenaffen ist in dieser Hinsicht recht vielsagend. In einem natürlichen Umfeld verläßt das Affenweibchen ihre Gruppe während der Nacht, läßt sich in einer Baumkrone nieder und gebiert ihre Zwillinge. Ein Wissenschaftler, der Krallenaffen in der Gefangenschaft untersuchte, löschte künstlich das Nachtelement vom Tag-Nacht-Zyklus und ließ kontinuierlich Licht an. Die Weibchen waren durch diese Situation gestört und hatten lange und schwierige Geburten. Ein weiterer interessanter Tatbestand fand sich darin, daß die anderen Mitglieder der Gruppe eine unwahrscheinliche Nervosität und ein gefährliches Bedürfnis nach Geschäftigkeit an den Tag legten, sobald ein Junges auf der Welt war. Manche fingen an, die Plazenta und – wahrscheinlich aus Zufall – auch ein oder zwei Babys zu fressen.

Eine solche Geschichte vermittelt uns eine Ahnung davon, welche Gründe weibliche Säuger dazu veranlassen sich zu isolieren, wenn sie ihren Nachwuchs zur Welt bringen. Es geschieht nicht, um sich vor Raubtieren zu verstecken, sondern um sich vor der unkontrollierten Geschäftigkeit unter den eigenen Gruppenmitgliedern zu schützen. Wir beginnen zu verstehen, daß viele aggressive Rituale, die von Generation zu Generation weitergegeben werden, tatsächlich verschiedene Spielarten eines tief verwurzelten Verhaltens sind. Viele medizinische Praktiken, die Ärzte nachträglich rationalisieren, können in diesem Licht gedeutet werden. Zum Beispiel ist das Bedürfnis, den Damm zu beobachten und einzuschneiden, heute schwer zu rechtfertigen, da kontrollierte Untersuchungen veröffentlicht worden sind, die nahelegen, daß der Haupt-Risikofaktor in Bezug auf ernsthafte Risse tatsächlich die Episiotomie selbst ist, ebenso wie die Rückenlage, bei der die Beine in speziellen Halterungen liegen. Ein weiteres Beispiel ist der Zwang, die Nabelschnur sofort zu durchtrennen, obwohl es keinerlei maßgebliche Gründe dafür gibt, den Austausch des Blutes zwischen dem Baby und seiner Plazenta plötzlich zu unterbinden. Es wäre nicht möglich, alle medizinischen Eingriffe aufzuzählen, die in der Phase der Aufregung im Anschluß an eine Geburt schon vorgeschlagen und ausgeführt worden sind. In manchen Krankenhäusern ist es üblich, den Magen des Neugeborenen auszusaugen, obwohl es bekannt ist, daß in den Magensäften viele wichtige Substanzen enthalten sind – wie zum Beispiel das Hormon Gastrin, welches bei den Bewegungen des Verdauungstraktes eine Rolle spielt.

In machen Ländern, wie zum Beispiel den Vereinigten Staaten, stellt die Beschneidung kurz nach der Geburt eine gängige Praxis dar, auch ohne jede religiöse Motivation. Ärzte rechtfertigen ihre Einstellung dazu, in dem sie auf vergleichende Statistiken über Harnweg-Infektionen hinweisen. Wenn es jedoch in der Hauptsache um die Verhütung von Infektionen ginge, würde man sich dafür einsetzen, daß die Geburt zu Hause stattfände, unter vertrauten Mikroben und unter Verhältnissen, die die frühe und vollkommene Aufnahme von Kolostrum erleichtern.

Das primäre Phänomen ist das Versagen des Bedürfnisses nach *Privacy*, welches zum Entzug von Kolostrum führt, ebenso wie die Entwicklung von störenden Ritualen und aggressiven medizinischen Praktiken. Es ist das Verleugnen unserer Säuger-Veranlagung und sollte den Ausgangspunkt für die *Kolostral-Revolution* bilden, welche daher in Wirklichkeit eine „gegenkulturelle" Angelegenheit ist. Das Ziel liegt darin, die echten Prioritäten wiederzufinden, auch wenn das gängige menschliche Verhalten davon vielleicht umgestoßen wird. Man betrachtet es heutzutage als guten Stil, das Bedürfnis nach Hilfe und Unterstützung hervorzuheben und somit nahezulegen, daß eine Frau ganz für sich allein nicht gebären könne. Der Drang zu helfen, läßt sich manchmal schwer trennen von dem Bedürfnis, zu beobachten und zu kontrollieren und liegt häufig in Konflikt mit dem Bedürfnis nach *Privacy* bei der Person, der angeblich geholfen wird. Die *Kolostral-Revolution muß* ein Teil des Prozesses sein, unsere Instinkte und unsere Wissenschaft, die vom primitiven Hirn und vom „Neokortex" gleichermaßen herstammen, miteinander in Einklang zu bringen. Dies ist nicht lediglich eine utopische Theorie, denn der Prozeß hat tatsächlich bereits begonnen.

Es lohnt sich, ein paar vielsagende Symptome dieses wahrhaft gegenkulturellen Phänomens aufzuzeigen. Der erste Sohn einer jüdischen Frau kam in einem konventionellen Krankenhaus zur Welt und wurde der Tradition entsprechend beschnitten. Der zweite Sohn wurde zu Hause geboren, in vollkommener *Privacy*, auf dem Fußboden neben dem Bett, ohne jeden medizinischen Eingriff. Er fand unmittelbar danach an die Brust und begann, ohne jede Verzögerung kräftig zu saugen. Niemand trennte ihn von seiner Mutter, so blieben sie Tag und Nacht in Hautkontakt. Obwohl von Seiten der Familie entsprechender Druck bestand, wurde dieses Kind nicht beschnitten. Seine Mutter hatte ihre Fähigkeit bewahrt, die Unversehrtheit ihres Neugeborenen zu schützen und ihr mütterlicher Instinkt hielt viertausend Jahre alte Doktrinen in Schach.

Dieses Beispiel steht keineswegs für sich allein. Die *Kolostral-Revolution* wird es mit sich bringen, daß viele herkömmliche Vorstellungen bezüglich des Neugeborenen neu überdacht werden müssen. Zum Beispiel hat man es immer für normal gehalten, daß das Neugeborene während der ersten zwei oder drei Lebenstage Gewicht verliert und erst mit etwa acht Tagen sein Geburtsgewicht wieder erreicht. Angeblich handelt es sich dabei um einen „physiologischen" Gewichtsverlust. Dies war schon am Anfang unseres Jahrhunderts ein allgemein anerkanntes Phänomen, als die meisten Babies noch zu Hause geboren wurden. Und in modernen Lehrbüchern, die von Experten verfaßt sind, die ihre Erfahrung mit Geburt ausschließlich in geburtshilflichen Krankenhausabteilungen gewonnen haben, wird nachgeburtlicher Gewichtsverlust noch immer als selbstverständlich betrachtet. Da man ihn einfach als gegebene Tatsache hinnimmt, wird er weder diskutiert noch in Frage gestellt, auch nicht in den Geburtshäusern, in denen versucht wird, den Beginn der Mutter-Kind-Beziehung oder den Beginn der Stillzeit nicht zu stören und wo das Baby nicht nur unmittelbar an die Brust finden sondern auch das Bett seiner Mutter teilen kann.

Durch Hausgeburten erhielt ich die Gelegenheit, eine neue Art von Babies zu beobachten. Babies, die im Alter von drei Stunden bereits zwei Stunden lang kräftig gesaugt haben; Babies, die Tag und Nacht Hautkontakt zu ihrer Mutter haben und an einem vertrauten Ort bleiben. Jedes dritte dieser Babies erleidet überhaupt keinen Gewichtsverlust und ist im Alter von einer Woche schwerer als bei seiner Geburt. Von diesen Babies lernen wir, daß der Gewichtsverlust nicht obligatorisch ist. Wahrscheinlich ist er auch nicht physiologisch, selbst wenn er in den meisten menschlichen Kulturen die Regel war.

Die Physiologen haben dieses Phänomen, das sie beobachten konnten, bis heute als Konsequenz eines Flüssigkeits-Verlustes erklärt, der zur Anpassung an das Leben in der Atmosphäre notwendig sei. Nun müssen wir erklären, wie es kommt, daß manche Babies überhaupt keinen Gewichtsverlust erleiden. Der Hauptgrund liegt wahrscheinlich darin, daß wir immer unterschätzt haben, wieviel Kolostrum ein Baby innerhalb der ersten paar Stunden zu sich nehmen kann, insbesondere nach einem „Fötus-Ausscheide-Reflex". Das Kolostrum der allerersten Stunden weist eine enorme Konzentration von Antikörpern auf – Proteine mit riesigem osmotischem Druck, also mit einer riesigen Kapazität, Wasser zu behalten. Auch enthält es eine Anzahl von Nährstoffen und Wachstumsfaktoren, die die wichtigsten Stoffwechselkanäle stimulieren. Außerdem können wir mit Sicherheit davon ausgehen, daß ein Neugeborenes, das von den Armen einer begeisterten Mutter willkommen geheißen und mit einer warmen Decke an einem warmen Ort zugedeckt wird, ein hormonelles Gleichgewicht besitzt, das den Energieverlust auf ein Minimum reduziert.

Frühgeborene Babys und Babys mit geringem Geburtsgewicht sollten die ersten sein, denen die *Kolostral-Revolution* zugute kommt. Schon in den Tagen, als es noch keinen Inkubator gab, hat es Babys gegeben, die überlebten, obwohl sie nur ein Kilogramm wogen. Es gibt berühmte Fälle dieser Art. Die Helfer haben ein solches Baby in Baumwolle eingewickelt und in die Nähe der Feuerstelle oder in ein Federbett gelegt. Es ist ihnen offenbar nie eingefallen, die Wärme des mütterlichen Körpers, die Freude am Hautkontakt oder den Wert des Kolostrums in Betracht zu ziehen. Was ich bei Babys gesehen habe, die zum Termin zu Hause geboren wurden, trifft genauso auf die meisten frühgeborenen Babys zu. Tatsächlich ist es für diese Babys besonders wichtig, daß die Geburt so leicht wie möglich verläuft, ohne jedes Medikament, in der Umgebung von häuslichen Keimen und daß sie Tag und Nacht direkt mit der Haut der Mutter in Berührung sind – wie ein neugeborenes Känguruh. Ich bin jedoch bis heute noch nicht zu einer Hausgeburt gerufen worden, die eine Frühgeburt war. Im gegenwärtigen medizinischen Rahmen der Geburt ist die Frühgeburtsrate bei den Frauen, die sich für eine Hausgeburt entscheiden, sehr niedrig.

Die „Känguruh-Methode" wurde ursprünglich als eine Möglichkeit betrachtet, das Pro und Kontra des Inkubators neu zu überdenken. Ein Inkubator ist nichts anderes als ein Glaskasten mit Thermostat. Seine einzige Funktion ist es, das Baby warmzuhalten. In einem Inkubator entbehrt das Baby jedoch die Stimulation der Haut. Folglich hat man in den Vereinigten Staaten die sogenannten „T.L.C."s erfunden („Tender-Loving-Carers").[7] Das heißt, daß eine eifrige Schwester anhand eines vorgegebenen Protokolls die Haut des Babys stimuliert. Außerdem wird ein Baby in einem Inkubator nicht bewegt und so mangelt es dem Vestibularapparat an der nötigen Stimulation. Folglich hat man das schwingende Bett erfunden. Überdies kann das Baby keine signifikanten Geräusche vernehmen. Folglich hat man in einem Pariser Krankenhaus Tonbandaufnahmen von der mütterlichen Stimme in den Inkubator gespielt. (Bald stellte sich jedoch heraus, daß der Klang von Wellen auf Babys dieselbe Wirkung hatte und für das Schwesternteam auf lange Sicht leichter erträglich war). Schließlich hat sich auch gezeigt, daß dem Geruchssinn bei der Identifizierung der Mutter eine Bedeutung zukommt. Folglich hat man ein Stück Tuch mit dem Duft der Mutter imprägniert und in den Inkubator gesteckt.

Wenn wir hinzufügen, daß die Keime in einem Inkubator sehr verschieden sind von den Keimen, die natürliche Begleiter der Mutter sind, und daß die Mutter, die von ihrem Baby getrennt ist, nicht in der besten Verfassung ist, Milch abzusondern, fragt man sich, warum nicht schon früher jemand auf die Idee mit der Känguruh-Methode gekommen ist. Warum ist es niemandem in den Sinn gekommen, daß die Mutter vielleicht der bestmöglichste Inkubator ist? Das Baby sitzt in einem Beutel ganz nah an der Brust, Tag und Nacht in Hautkontakt mit der Mutter, in aufrechter Körperhaltung und in einem sehr warmen Raum.

Die Bezeichnung *Känguruh-Baby,* im Hinblick auf Frühgeborene, stammt aus Bogota, Columbien. Als ich mich 1981 dort aufhielt, habe ich diesen Ausdruck eigentlich nicht gehört, aber man hatte – da es zuwenig Inkubatoren und zuwenig gut ausgebildete Schwestern gab, gleichzeitig aber eine riesige Anzahl frühgeborener Babies – bereits die konventionellen Vorgehensweisen hinterfragt. Die neue Methode machte es möglich, daß alle Frühgeborenen – unabhängig vom Gewicht – in direktem Körperkontakt mit ihrer Mutter blieben und entlassen werden konnten, sobald sie selbständig atmeten. Die Überlebensrate zeigte einen drastischen Anstieg, besonders der Babies, die weniger als ein Kilogramm gewogen hatten.

In Pithiviers haben wir uns damals bereits Gedanken in diese Richtung gemacht. Zwischen den Jahren 1978 und 1984 wurden in unserer Entbindungsklinik einhundert Babies zu früh geboren und sie blieben, wie echte Känguruhs, Tag und Nacht mit ihren Müttern zusammen und wurden nicht in ein spezialisiertes Zentrum überwiesen. Wir fanden viele Vorteile an dieser Praxis: Der Hautkontakt in den ersten Minuten nach der Geburt wurde nicht unterbrochen, und der beschwerliche Transport von einem Krankenhaus in ein anderes konnte vermieden werden.

Man könnte annehmen, daß sich eine solche Vorgehensweise schnell auf der ganzen Welt durchsetzen würde – dem ist jedoch nicht so. In den reichen Ländern wird allgemein behauptet, eine dermaßen einfache Methode tauge nur für die Dritte Welt. Und in den meisten Ländern der Dritten Welt sind die Geburtshilfemethoden nach wie vor sowohl von den traditionellen Ansichten über Kolostrum als auch von dem Wunsch, als modern zu gelten, stark beeinflußt. Das Känguruh-Baby läßt sich jedoch nicht von der großen *Kolostral-Revolution* trennen, die an vielen verschiedenen Orten auf dem Vormarsch ist.

Die Babies des Kolostral-Zeitalters werden sich stark von denen unterscheiden, welche den gegenwärtigen Experten bekannt sind. Die meisten Neonatal-Experten und Kinderärzte vergessen, uns darauf aufmerksam zu machen, daß sie nur eine bestimmte Art von Babies kennen: das Baby, das im Krankenhaus geboren wird, das nicht mit seiner Mutter zusammen schläft und das abgestillt wird, bevor es ein Jahr alt ist. Ich werde immer mehr mit einer neuen Art von menschlichen Babies vertraut, die den meisten Experten unbekannt ist. Eine der Aufgaben unseres kürzlich ins Leben gerufenen Forschungszentrums für Primärgesundheit in London wird es sein, solche Babies während ihres ganzen Lebens zu beobachten. Doch manche offensichtlichen Unterschiede können bereits in den ersten paar Lebenstagen festgestellt werden. Zum Beispiel kommt es bei Babies, die während der ersten Stunde nach der Geburt zu saugen beginnen, sehr selten zu Gelbsucht, oder ihre Neugeborenen-Gelbsucht verläuft in sehr leichter Form, vor allem, wenn sie zu Hause geboren wurden und mit ihrer Mutter zusammen schlafen durften. Diese Beobachtung kann ganz einfach damit erklärt werden, daß nämlich diese Babies während der Geburt nichts von dem intravenösen Glukosetropf, den ihre Mütter erhielten, mitbekommen haben und daß sie im allgemeinen keine Medikamente erhielten. Daß Medikamente die Schwere der Neugeborenen-Gelbsucht beeinflussen, ist allseits bekannt. Wahrscheinlich aber ist es vor allem das Kolostrum selbst und das Saugen, wodurch die Bewegungen des Darmtraktes angeregt werden, so daß das Bilirubin-Pigment nicht resobiert werden und daher auch nicht in den Blutstrom gelangen kann.

Auch wenn die Aufnahme von Kolostrum und die Geburtssituation, durch die die Aufnahme ermöglicht wird, sichtbare und sogar meßbare Kurzzeit-Effekte zeigen, ist die *Kolostral-Revolution* mit der Hoffnung auf Langzeit-Effekte und vor allem auch auf Gesundheit für das Individium verknüpft. Ist die Lebenserwartung höher, wenn Kolostrum aufgenommen worden ist? Besteht die Wahrscheinlichkeit, daß Sie eines Tages eine geschwürbildende Dickdarmentzündung entwickeln, wenn Sie am Beginn Ihres Lebens Kolostrum zu sich genommen haben? Tausende solcher Fragen sind nie gestellt worden und das ist der Grund, warum das Forschungszentrum für Primärgesundheit ins Leben gerufen wurde.

Auch werden tiefgreifende Auswirkungen auf unsere geistigen Einstellungen erwartet. Die außergewöhnlichen Kulturen, die trotz ihres Respekts für Kolostrum in geschichtlichen Zeiten überlebt haben, hatten keine Aggressionen gegenüber der Mutter Erde. Im Gegenteil, sie verehrten sie. Die *Kolostral-Revolution* ist daher also auch die Verschmelzung des Bildes von der Mutter mit dem Bild der Mutter Erde.

Sie ist eine Revolution im wahrsten Sinne des Wortes, weil sie impliziert, daß ein Kreis sich schließt, und wir zurückkehren zu unserer Säuger-Natur, auch wenn wir gleichzeitig einen neuen Aufbruch verkünden. Zu lehren, daß Kolostrum Antikörper enthält und daß das Baby so bald wie möglich angelegt werden sollte, reicht nicht aus. Wir sprechen hier von sehr viel mehr als nur von einer Methode, die man einführen könnte, ohne den gesamten Rahmen zu verändern.

Manchen Menschen wird es schwer fallen, das wahre Wesen dieser Revolution zu verstehen – wahrscheinlich genau so schwer, wie es manchen Menschen gefallen ist, die Richtung zu verstehen, die wir in den frühen 70er Jahren in Pithiviers eingeschlagen haben. Es gibt Leute, für die war Pithiviers die Entbindungsklinik, in der schwangere Frauen sangen; für andere war es die Klinik mit den gemütlichen Geburtsräumen; für wieder andere, die mit dem Wasserbecken oder die, wo Frauen in einer aufrechten Körperhaltung oder im Dunkeln gebaren. Für wieder andere war Pithiviers die Klinik, wo Hebammen eine große Rolle spielten oder die Klinik mit den Känguruh-Babies oder mit einer perinatalen Mortalitätsrate unter 10 von 1000 und zwar bereits im Jahre 1976.

Jedes dieser Bilder von Pithiviers kann, aus dem Zusammenhang genommen, die Realität verschleiern. Denn Pithiviers war sehr viel mehr als die Summe seiner Teile.

9. Von Holland bis Malawi

Nach dieser kulturübergreifenden Betrachtung von Kolostrum und Zivilisation wollen wir nun zurückkommen auf Holland und Malawi, um einen eingehenderen Blick auf diese beiden Länder zu werfen, von denen bereits die Rede gewesen ist.

Ein unentbehrliches Dokument für jeden, der die radikalen Veränderungen, an denen wir teilhaben, verstehen will, ist eine Liste der wichtigsten Berichte, die für das elektronische Zeitalter in der Geburtshilfe die Todesglocken läuten.[8] Und das gleiche gilt für die Vorbereitungen auf das postelektronische Zeitalter: Wir müssen zunächst eine Reihe von ganz erstaunlichen Statistiken aus Holland eingehender unter die Lupe nehmen.

Im Jahre 1985 wurden in den Niederlanden 179190 Babys geboren. Im selben Jahr betrug dort die Rate der perinatalen Mortalität (also die Anzahl von Babys, die zwischen dem sechsten Schwangerschaftsmonat und einer Woche nach der Geburt gestorben sind) 9,8 pro Tausend, und die Kaiserschnittsrate lag um die 6 Prozent. Keine andere Nation in der Welt hat jemals eine solch niedrige perinatale Mortalitätsrate in Verbindung mit einer solch niedrigen Kaiserschnittrate erreicht. Noch niedriger ist die perinatale Mortalitätsrate heute nur noch in den Ländern, die im zweiten Drittel der Schwangerschaft routinemäßige Ultraschalluntersuchungen durchführen; dort wird eine gewisse perinatale Mortalität durch Schwangerschaftsabbrüche wegen grober Mißbildungen ersetzt. Zufälligerweise waren unsere Zahlen in Pithiviers (ohne den Einsatz von Ultraschall) ungefähr identisch mit denen von Holland – allerdings auf die Größenordnung eines Krankenhauses bezogen und nicht auf die eines Staates!

Worin besteht also das holländische Geheimnis? Was gibt es Besonderes in Holland?

Im selben Jahr wurden 65518 holländische Babys – also 36,6 Prozent – zu Hause geboren. Diese Zahlen machen Holland zu einer Ausnahme innerhalb der entwickelten Welt. In allen anderen entwickelten Ländern liegt die Hausgeburtsrate unter 2 Prozent und häufig bei nahezu 0 Prozent. Wir wollen hinzufügen, daß die Mortalitätsrate bei den Hausgeburten nur bei 1,9 pro Tausend lag, während die Rate der gesamten perinatalen Mortalität in Holland 9,8 pro Tausend betrug (was an und für sich schon ausgezeichnet ist).

Ein paar örtliche holländische Statistiken bieten weitere Einzelheiten an und geben uns damit noch mehr Gedankenfutter. Zum Beispiel zeigte eine Studie aus Wormerveer, einem Vorort von Amsterdam, daß sich in den Jahren von 1969 bis 1983 ursprünglich 7980 Frauen in einer Hebammenpraxis angemeldet hatten. Wie sich später herausstellte, entbanden davon 74,9 Prozent ihr Baby mit ihrer Hebamme, so wie sie es geplant hatten, entweder zu Hause oder in einem kleinen Geburtshaus. In dieser Gruppe lag die perinatale Mortalitätsrate bei 1,3 pro Tausend. Weitere 8 Prozent dieser Frauen wurden während der Geburt an einen ärztlichen Geburtshelfer überwiesen, und in dieser Gruppe lag die perinatale Mortalitätsrate bei 11 pro Tausend (besser, als die gesamte holländische Rate im selben Zeitraum). Der Rest der Frauen – 17,1 Prozent – wurde während der Schwangerschaft mit der Begründung *Risikoschwangerschaft* an einen Arzt oder eine Ärztin überwiesen, und in dieser Gruppe betrug die perinatale Mortalitätsrate 51,7 pro Tausend.

Es gibt mehrere komplementäre Erklärungen für diese faszinierenden Zahlen. Zum einen sind die Hebammen – die für die Auswahlprozedur während der Schwangerschaft verantwortlich sind – sehr gut ausgebildet. Die Stärke des Systems liegt darin, daß die richtigen Leute die richtigen Untersuchungen durchführen: Das heißt, daß sie eine enorme Erfahrung besitzen, um beurteilen zu können, was normal ist, und daher sehr schnell registrieren können, ob irgendein Anlaß zur Sorge gegeben ist. Wahrscheinlich richten sie sich dabei nicht nur nach den offiziellen Kriterien, sondern lassen sich auch von der eigenen Intuition leiten. Im Krankenhaus von Pithiviers hatten manche Schwesternhelferinnen gegen Ende ihrer Laufbahn Tausenden und Abertausenden von Neugeborenen die Windeln gewechselt. Sehr häufig waren sie diejenigen, die etwas das ungewöhnlich oder besorgniserregend war – meist in Sekundenschnelle – feststellten.

Zum anderen kann man die holländischen Zahlen dahingehend deuten, daß der Stempel *Risikoschwangerschaft* an sich schon eine Gefahr darstellt, löst er doch Befürchtungen aus, die über eine ganze Reihe von Monaten aufrechterhalten bleiben.

Aus meiner eigenen Erfahrung mit Hausgeburten bin ich zu dem Schluß gekommen, daß in den meisten Fällen die erste Entbindungsphase, die Eröffnungsphase, der am besten geeignete Zeitpunkt ist, um zu entscheiden, warum die Frauen nicht zu Hause gebären sollten. Nur in der Eröffnungsphase kann eine erfahrene Hebamme oder ein erfahrener Geburtshelfer die Qualität der Gebärmutterkontraktionen bewerten. Es kann als generelle Regel gelten, daß die Risiken minimal sind, wenn die Eröffnungsphase einfach gewesen ist. (Natürlich ist eine Bewertung des physiologischen Potentials der gebärenden Frau nur in einer Atmosphäre vollkommener *Privacy* möglich.) Dieser Strategie also folgend, lehne ich es nicht schon vor Geburtsbeginn ab, einer Frau bei einer Hausgeburt zu helfen, nur weil es der Zufall so will, daß sie zum Beispiel ihr erstes Baby im Alter von vierzig Jahren erwartet, oder weil ihr erstes Baby in Beckenendlage liegt, oder sie vorher einmal einen Kaiserschnitt hatte. Es ist während der Eröffnungsphase nicht zu spät, eine Entscheidung über den endgültigen Ort der Geburt zu treffen.

Ich frage mich, ob die holländischen Hebammen in manchen Fällen nicht besser daran täten, Entscheidung zur Überweisung an einen Arzt oder eine Ärztin so lange wie möglich hinauszuschieben. Wie es so geht, haben sie sehr gute Ergebnisse zu verzeichnen, nachdem sie die Überweisung erst während der Geburt vorgenommen hatten. Wir haben auch von manchen ganz erstaunlichen Statistiken aus der Dritten Welt eine Menge zu lernen. Wie im achten Kapitel bereits erwähnt, hatte ein medizinisches Team in Malawi – dessen Mitglieder das Risiko der anämischen Nachblutung untersuchen wollten – ein Schulungsprogramm für die traditionellen Hebammen entwickelt. Im Rahmen von Fortbildungsveranstaltungen wurden ein paar

Hebammengruppen dazu ausgebildet, ihre kulturellen Ansichten hinter sich zu lassen und das Baby im Anschluß an die Geburt so bald wie möglich an die Brust zu legen. Als Begründung wurde angegeben, diese Praxis helfe, das Baby warm zu halten und zu einer zeitigeren und erfolgreichen Milchbildung zu führen, ebenso zu einer verlängerten Stillzeit; darüber hinaus würde es das Bonding unterstützen. Als Kontrollgruppe galten andere Gruppen von Hebammen, denen diese Vorgehensweise nicht beigebracht worden war. Im Endeffekt konnten keine klaren Schlüsse über den Blutverlust gezogen werden, weil die Forscher Praktiken, die dem kulturellen Glauben entgegenliefen mit traditionellen Praktiken verglichen.

Dank dieser Studie konnte jedoch eine der umfassendsten Untersuchungen über die Praktiken von traditionellen Geburtshelferinnen veröffentlicht werden. Diese der Tradition verhafteten Hebammen erreichen ganz beeindruckende Ergebnisse, wenn man bedenkt, daß sie unter Zuständen leben und praktizieren, wo das nächste Telefon oder das Gesundheitszentrum oft mehr als fünf Kilometer weit entfernt ist. Wenn man die beiden Kontrollgruppen zusammen betrachtet, stellt man fest, daß 69 Hebammen in einem Zeitraum von ungefähr sechs Monaten 4227 Entbindungen betreut haben. In dieser Reihe gab es nur einen mütterlichen Sterbefall (nach Überweisung in ein Krankenhaus); es gab 35 Totgeburten (0,8%) und vier Babies starben, bevor sie eine Woche alt waren (0,1%). Wir wollen hinzufügen, daß es 27 Dammrisse gab, keine einzige Episiotomie und vier Überweisungen wegen verzögerter Plazenta-Ablösung. Es gab 18 Zwillingspaare darunter, von denen alle lebend zur Welt gekommen sind. Natürlich kann man anführen, daß vorgeburtliche Untersuchungen nicht gänzlich fehlten und daß die durchschnittliche Kinderzahl pro Frau in Malawi höher liegt als in einem entwickelten Land. Dennoch stellen diese Zahlen eine unentbehrliche Information für alle dar, die sich mit die Ökologie von Geburt befassen. Diese Zahlen wären sogar in einem reichen Land akzeptabel, in dem chirurgische Einrichtungen, Bluttransfusionen und neueste Wiederbelebungstechnologie allgemein zur Verfügung stehen.

Diese Statistiken von Holland und Malawi lassen darauf schließen, daß die Ansichten, die in der Gesellschaft als Ganzes über Geburt vorherrschen, wahrscheinlich wichtiger sind als jede strategische Einzelheit, die während eines Workshops vermittelt werden kann. Sie bestätigen auch, wie wichtig es ist, tief in die eigene menschliche Gemeinschaft integriert zu sein. Daß es nur noch sehr wenige Menschen gibt, die tragfähige Verbindungen zu den Menschen haben, die sie umgeben, ist wahrscheinlich einer der Gründe dafür, warum das Gebären in einem Land wie den Vereinigten Staaten oft so schwer ist. Am Ende eines Workshops in Hawaii fragte ich die Teilnehmer einmal, wie viele von ihnen noch in der Stadt lebten, in der sie geboren worden waren. Es wurde keine einzige Hand gehoben. Zu den eigenen Wurzeln zurückzukehren ist schwer, wenn diese Wurzeln schwach und weit von einem entfernt sind. Und wenn die tägliche Umgangssprache, die man als Erwachsener pflegt, nicht die eigene Muttersprache ist, ist es ebenfalls sehr schwer, zu den eigenen Wurzeln zurückzufinden. Und das ist heutzutage keine ungewöhnliche Situation.

Menschen, die tief in ihre Gemeinschaft integriert sind, etwa Menschen, die ihr ganzes Leben in einem traditionellen kleinen Dorf verbracht haben, werden kontinuierlich überkontrolliert und beobachtet. Sie sind nie anonym. Ein Mangel an *Privacy* kann ihnen nichts anhaben. In manchen Kulturen können Frauen sogar in einem Durchgangspfad oder in einer strauchbedeckten Hütte gebären, vor aller Augen, auch vor ihren eigenen Kindern. Dies ist bei den Jarara in Südamerika der Fall, wie Niles Newton berichtet hat. Moderne Frauen hingegen führen häufig ein anonymes Leben in einer großen Stadt und können leicht in ihrem eigenen Badezimmer in die Isolation geraten. An dem Tag, wo sie ihr Kind gebären, kann ihnen ein Mangel an *Privacy* sehr viel anhaben.

Die Statistiken von Holland und Malawi bestätigen auch, wie wichtig erfahrene Geburtshelferinnen und -helfer sind. Was eine gut ausgebildete holländische Hebamme und eine Geburtshelferin in der Malawi-Tradition, die weder Buchstaben noch Zahlen kennt, gemeinsam haben, ist ihre enorme Erfahrung mit

Geburten. Je größer die Erfahrung mit Geburten, desto kleiner ist die ansteckende Angst, die sich überträgt. Wie könnten wir, in bezug auf diese ansteckende Angst, eine Geburt in der Malawi-Tradition auch nur ansatzweise mit einer modernen „partnerschaftlichen" Entbindung vergleichen wollen?

10. Fotos und Videos

Die Epidemie ist weit verbreitet. Es ist an der Zeit, sie zu unterdrücken. Ich spreche von der Epidemie der Foto- und Video-Aufnahmen. Wir selbst haben in der Tat viel zur Verbreitung dieser Epidemie beigetragen; es gab eine Zeit, da viele der alten geistigen Vorstellungen, die sich zum Beispiel mit den Worten *Entbindung* und *Geburt* verbanden, ausgeräumt werden mußten. Damals, so dachten wir, war es notwendig, Aufnahmen zu machen, die Alternativen aufzeigten zu einer Geburt, bei der die Mutter auf einem Tisch liegt, unter grellen Lampen, umgeben von Menschen, die ihr Anweisungen erteilen.

Heute gilt es in erster Linie, das Bedürfnis nach *Privacy* wiederzuentdecken und die Bedeutung des gedämpften Lichts. Wir müssen *alle* Zuschauer ausschließen und damit die Möglichkeit, die Gebärende zu beobachten.

Natürlich war uns das Bedürfnis nach *Privacy* immer bewußt, während wir an Fernsehfilmen oder Aufnahmen für illustrierte Artikel mitwirkten. Wir haben daher immer darauf geachtet, die Kamera erst im letzten Augenblick hinzuzuholen, direkt vor der Geburt des Kindes, wo es kein Zurück mehr gab, wo keine Gefahr mehr bestand, den Geburtsvorgang zu stoppen. Wir haben vermieden, daß während der Eröffnungsphase Aufnahmen gemacht wurden und waren auch unmittelbar nach der Geburt, vor der Ausstoßung der Plazenta, sehr vorsichtig. Ich erinnere mich an eine Frau, die ihr Baby direkt vor einer großen deutschen Fernsehkamera gebar und ein paar Minuten später meinte: „Es war herrlich! Zu schade, daß niemand da war und Fotos gemacht hat!"

Diese Phase ist vorbei. Filme und Fotos können das Bedürfnis nach *Privacy* und die Bedeutung der Dunkelheit nicht darstellen. Eine Kamera ist bei einer Hausgeburt sogar noch störender als in einem Krankenhaus. Daher gibt es in diesem Buch auch keine Fotos. Das postelektronische Zeitalter, das Kolostral-Zeitalter, ist auch ein post-fotografisches Zeitalter.

11. Sigmund Freud als Hebamme

Die Ziegen haben keine Hebammen. Die
Schafe haben keine Hebammen.
Wenn die Ziege schwanger ist, entbindet sie in
Sicherheit.
Wenn das Schaf schwanger ist, entbindet es in
Sicherheit.
Auch du, in diesem Zustand der Schwanger-
schaft, wirst in Sicherheit entbinden.
– Rezitiert von der Hebamme und den Ältern
des Dorfes bei den afrikanischen Yoruba

Unter einer Hebamme verstehen wir normalerweise eine Frau,
die anderen Frauen während der Geburt beisteht, sie ermuntert
und unterstützt oder sogar anleitet und sich nur durch Worte
oder durch Berührungen verständigt. Man versteht unter einer
Hebamme weniger eine, die sich nicht hervortut, die lediglich
ungesehen in einer Ecke oder auch in einem angrenzenden Zimmer sitzt. Doch in Wirklichkeit schafft wahrscheinlich dieser
anspruchslose Hebammendienst die bestmögliche Situation, um
den Bewußtseinswandel zu gewährleisten, der für den normalen
Geburtsvorgang typisch ist.

Nur eine Frau, die sich nicht beobachtet fühlt, kann sich
einem ohne weiteres „ergeben" und „auf einen anderen Planeten schweben". Wenn wir diesen Begriff in eine moderne wissenschaftliche Sprache übersetzen, könnten wir sagen, daß es in
solch einer Situation leichter ist, die Kontrollfunktion des
„Neokortex" zu reduzieren und daß die Reduzierung dieser
Kontrollfunktion des „Neokortex" eine Voraussetzung dafür
ist, daß eine normale physiologisch geleitete Entbindung statt-
findet.

Ich muß daran erinnern, daß es Sigmund Freud war, dem es
gelang, unser Verständnis von der Natur des Menschen zu
durchbrechen, als er damit anfing, ungesehen in einer Ecke zu

sitzen und auf autoritäre Hypnose verzichtete. „Freie Assozia-
tion" wurde möglich. Alles zu sagen, was in den Sinn kommt,
wurde zu einem grundlegenden Werkzeug in der Erforschung
des Unbewußten. Damit war die Psychoanalyse geboren. Wir
werden niemals mit Sicherheit wissen, was wirklich der aus-
schlaggebende Faktor war, der diesen radikalen Wandel der
Ansichten verursacht hat. Vielleicht nahm sich Freud die Geschichte von Anna zu Herzen, die es wagte, ihren Therapeuten
Josef Breuer – einen Freund von Freud – zu bitten, sie doch
sprechen und „Stubefegen" zu lassen. Wer weiß? Oder vielleicht ging es Freud darum, sexuelle Provokationen von Seiten
hypnotisierter weiblicher Patientinnen zu vermeiden. Es ist
auch möglich, daß Freud ursprünglich vor allem seine eigene
Privacy schützen und sich nicht persönlich allzu sehr einlassen
wollte.

Der springende Punkt ist, daß er eine neue Phase im Verständnis der Natur des Menschen heraufbeschworen hat, einfach dadurch, daß er sich anspruchslos im Hintergrund hielt.
Wir verweisen nun am Ende unseres Jahrhunderts häufig auf
Freud'sche Theorien, vergessen dabei jedoch oft, wie außergewöhnlich, wie revolutionär die Methode war, die er eingeführt
hat. Heute können neue Erklärungen für Dinge vorgeschlagen
werden, die Freud im wissenschaftlichen Rahmen des ausge-
henden 19. Jahrhunderts nicht so leicht erklären konnte. Man
kann heute verstehen, daß eine gewisse Reduzierung der Kontrollfunktion des „Neokortex" eine Voraussetzung für die Erforschung des Unbewußten ist und daß *Privacy* ein Faktor ist,
der zur Reduzierung der Kontrollfunktion des „Neokortex"
beiträgt.

Das Konzept der *Privacy* sollte mit dem Heraufkommen der
Psychoanalyse assoziiert werden. Warum ist dem nicht so? Der
erste Grund mag sein, daß in den meisten westlichen Sprachen
kein gleichwertiges Wort für *Privacy* existiert. Es steht ihnen
kein präzises und gebräuchliches Wort zur Verfügung, das mit
einem positiven Beiklang einfach den Zustand beschreibt, in
dem man sich nicht beobachtet fühlt. Im Französischen, Italienischen und Spanischen sind die entsprechenden Worte, die am

ehesten in Frage kommen, *intimite, intimita* und *intimidad,* jeweils das Äquivalent für das englische *intimacy.* Der Übersetzer eines meiner Bücher ins Deutsche gebrauchte abwechselnd die Begriffe von *Privatsphäre* und *Intimsphäre,* um den ganzen Inhalt des Wortes *Privacy* abzudecken. Ich erinnere mich an Dolmetscher in Athen, die über die beste Übersetzung des Wortes ins Neugriechische in einen heftigen Streit gerieten.

Wie kommt es, daß so vielen Sprachen ein Begriff fehlt, der diesem tiefverwurzelten Bedürfnis aller Säuger entspricht, sich zum Gebären und zum Sterben zurückzuziehen und sich zu isolieren? Vielleicht muß die Antwort lauten, daß die meisten bekannten menschlichen Kulturen das Säuger-Bedürfnis nach *Privacy* bei Geburt und Tod über eine so lange Zeit verleugnet haben, daß der Begriff selbst verloren gegangen ist und mit ihm das entsprechende Wort. Diese Überlegungen sind keineswegs rein akademisch. Sie sind vielmehr heutzutage, wo wir am Ende der elektronischen Ära in der Geburtshilfe stehen, von herausragender Bedeutung: Für viele Länder wäre es von Vorteil, wenn sie das Verhältnis zwischen Hebammen und ärztlichen Geburtshelfern bedeutend zugunsten der Hebammen erhöhen würden. Es liegt auf der Hand, daß in Ländern wie beispielsweise Schweden, Holland und Großbritannien, in denen die Zahl der Hebammen die der ärztlichen Geburtshelfer drastisch übersteigt und wo das Hebammentum ein gut etablierter Berufsstand ist, bessere Geburtsergebnisse erzielt werden als in Ländern wie den Vereinigten Staaten, Kanada, Brasilien und Italien, wo es weniger Hebammen gibt beziehungsweise sie nur als bloße Handlanger der Ärzteschaft gelten.

Wir müssen nicht nur die Anzahl der Hebammen im Verhältnis zu den ärztlichen Geburtshelfern neu bestimmen, sondern wir müssen auch neu definieren, was authentisches Hebammentum überhaupt ist. Heute hat das selbe Wort verschiedene Bedeutungen. Es gibt riesige Unterschiede zwischen einer europäischen Hebamme, die mehrere Jahre lang in der geburtshilflichen Abteilung einer Universitätsklinik ausgebildet worden ist und nie eine Geburt außerhalb dieses Rahmens gesehen hat, und einer Hausgeburts-Hebamme in Texas, die sich ihr Wissen und ihr Können durch eine Lehrzeit angeeignet hat. In den Vereinigten Staaten wird dasselbe Wort gebraucht, egal ob man von einer Frau spricht, die zum Beispiel das „spirituelle Hebammentum" auf der Farm in Tennessee praktiziert, oder ob man eine sogenannte amtlich zugelassene Schwestern-Hebamme meint, die zum medizinischen Team eines Krankenhauses gehört.

Man kann authentisches Hebammentum nicht neu definieren ohne die verschiedenen Phasen ins Gedächtnis zu rufen, durch die das Hebammentum im Verlauf der menschlichen Geschichte, ja selbst der Geschichte der Säuger, gegangen ist. Die Wurzeln des Hebammentums können im Verhalten bestimmter Säugetiere gefunden werden. Bei der Geburt eines kleinen Elefanten ist häufig eine erfahrene Elefantin anwesend, und die anderen weiblichen Elefantinnen scharen sich so zusammen, daß sie einen nach außen gerichteten Schutzkreis um die Mutter bilden. Bei der Geburt eines kleinen Delphins ist ebenfalls häufig ein Weibchen anwesend, das dem Neugeborenen helfen kann, an die Wasseroberfläche zu kommen und seinen ersten Atemzug zu tun. Die anderen Mitglieder der Gruppe halten Wache und sind bereit, räuberische Haie zu töten. Es hat den Anschein, daß eine „Hebamme" unter Säugern, wenn es sie gibt, in allererster Linie eine Schutzfunktion ausübt.

Bei den Menschen war die ursprüngliche Hebamme wahrscheinlich die Mutter der Gebärenden oder ein Ersatz für die Mutter – eine nahe Verwandte mit viel Erfahrung, zum Beispiel eine Tante oder eine Großmutter. In diesem Stadium der Geschichte haben sich Frauen wahrscheinlich noch an einen Fluß oder eine Quelle, ins Gebüsch oder in eine besondere Hütte zurückgezogen oder auch an irgendeinen anderen kleinen dunklen Ort. Man kann sich vorstellen, daß sich die Mutter-Hebamme in etwa wie eine Mutter verhielt, die neben dem Spielplatz auf ihr Kind aufpaßt. Solange alles in Ordnung ist neigt das Kind dazu, ihre Anwesenheit zu vergessen. Es kommt nicht von ungefähr, daß die Wurzel des Wortes für *Hebamme* in vielen Sprachen ein Wort ist, das *Mutter* bedeutet *(matrone, matrona)*. Die Mutter-Hebamme ist vor allem eine Beschützerin, jemand, der eilig gerufen werden kann und im Falle unerwarteter Schwierigkeiten augenblicklich zu Verfügung steht.

In einem späteren Stadium der Menschheitsgeschichte fand ein gewisser Grad an Spezialisierung Einlaß in die Gesellschaft. Unter den Frauen der Gemeinschaft wurde diejenige als Hebamme ausgewählt, die die meiste Erfahrung hatte. Weisheit und Charisma wurden nun als ihre Haupteigenschaften erachtet. Von der Beschützerin entwickelt sie sich allmählich immer mehr zur Helferin. Man unterstellt ihr die gleiche Macht wie einer Schamanin. Und zwar die Macht, durch spezielle Gebete mit den Geistern in Kontakt treten zu können, wirksame Kräuter einzusetzen oder eine traditionelle Massagetechnik zu praktizieren. Sie ist es, durch die die Gemeinschaft störend in den Geburtsvorgang eingreifen kann. Dies führte zum Zeitalter des Professionalismus: Jetzt gebären Frauen nicht mehr, sie werden vielmehr mit Hilfe einer erfahrenen Person entbunden. Am Ende dieses langen und komplizierten Prozesses steht das Wort *Hebamme* immer noch als Bezeichnung für jemanden, männlich oder weiblich, der oder die eine Technik beherrscht, und anonymer Teil eines medizinischen Teams ist. Nancy Cohen nennt manche dieser modernen Hebammen „FLAMES“: Flammen, Akronym von „Female Labor Assistants who are Medically or Establishment Supportive“ – weibliche Geburtsassistenten, die das medizinische System untermauern. In diesem Kontext ist die werdende Mutter eine Patientin.

Welche Art von Hebamme werden wir in der Zukunft brauchen? Die übliche Antwort lautet heutzutage, daß wir eine Frau brauchen, die bereit ist, emotionale Unterstützung zu geben (besonders in Amerika) oder zu „betreuen“ (besonders in England). Die Tendenz geht immer mehr dahin, den tief eingeprägten Glauben zu bestätigen, daß niemand gebären kann, ohne daß von außen her irgendeine rätselhafte Energie zufließt. Es ist ungewöhnlich, auf das Bedürfnis nach *Privacy* zu pochen und auf seine selbstverständliche Folgerung, dem Bedürfnis nach Schutz. Es ist ebenso ungewöhnlich, zu den Wurzeln des Hebammentums zurückzukehren. Doch wahrscheinlich ist es genau das, was wir tun müssen – und sei es nur, um den physiologischen Vorgang der Geburt besser zu verstehen.

Die nicht ausgebildete Hebamme, die ungesehen in einer Ecke zu sitzen vermag, hat ein Wissen vom Geburtsvorgang, das eine Hebamme, die in erster Linie aktiv unterstützen und helfen muß, nicht teilt. Genau wie Freud einen Durchbruch in unserer Interpretation des menschlichen Verhaltens auslöste, indem er sich im Hintergrund hielt, so kann eine Hebamme, die unaufdringlich arbeitet und nicht „leitet", unser Verständnis vom Geburtsvorgang radikal verändern. Dank dieses Zugangs entdeckte Freud die sogenannte Übertragung, den Prozeß, durch den individuelle Gefühle von einer Person auf eine andere überwechseln. Es läßt sich eine Parallele ziehen mit der Rolle, die manche authentische Hebammen als die ihre betrachten: wenn sie nur anspruchslos bleiben und sich im Hintergrund halten, fühlen sie sich als Ersatz für die Mutter. So sehen sie sich selbst als das Objekt einer Übertragung: sie haben Hunderte von Frauen während der anstrengenden Wehen nach ihrer Mama rufen hören.

Die Tatsache, daß manche gebärenden Frauen mit ihren eigenen Müttern zu kommunizieren scheinen, wenn auch nur durch einen Ersatz, wirft ein Licht auf die immense Bedeutung der Arbeit von John Kennell und Marshall Klaus zum Thema der *Doula*. Eine Doula ist eine Mutter, die weder eine Krankenschwesternausbildung erhalten hat noch irgenwelche medizinische Kenntnisse besitzt, die jedoch selbst normale vaginale Geburten mit guten Ergebnissen durchgemacht hat. Sie bleibt stets in unmittelbarer Nähe der gebärenden Frau. Kennell und Klaus begannen ihre Untersuchungen in den 70er Jahren in zwei belebten Krankenhäusern in Guatemala, wo jeden Tag fünfzig bis sechzig Babies geboren werden und wo Ärzte und Schwestern die Routine aus den Vereinigten Staaten eingeführt hatten. Sie stellten fest, daß die Anwesenheit einer Doula die Notwendigkeit aller möglichen Eingriffe und auch die Verabreichung von Medikamenten drastisch reduzierte und zu besseren Ergebnissen führte. Vor kurzem wiederholten die Forscher ihre Untersuchung in Houston, Texas, in einem Gebiet, dessen Bevölkerung vorwiegend spanischer Abstammung ist und das eine niedrige Einkommensgrenze aufweist. Hier werden die Geburts-Betreuer in einem Zwölf-Betten-Saal von englisch-sprechenden Ansässigen angeleitet. Die Doulas sprechen sowohl spanisch als auch englisch. Wie in Guatemala so hat auch hier die Anwesenheit einer Doula offensichtlich positive Auswirkungen. Meine eigene Erklärung ist die, daß in einer so unvertrauten und fremden Umgebung die Doula als Beschützerin empfunden wird. Sie wirkt so beschützend wie eine Mutter.

Die Doula kann insofern auch als Bindeglied zum Alltag betrachtet werden, als sie so aussieht, spricht und sich verhält wie jede andere Frau aus der Nachbarschaft. Dies läßt mich an den Rat denken, den die Frauen erhalten, die im Londoner Garden-Krankenhaus entbinden: „Bringen Sie ein paar vertraute Gegenstände von zu Haus mit." In einer vollkommen unvertrauten Umgebung ist es schwer, ein Gefühl von *Privacy* zu entwickeln. Natürlich interpretieren Kennell und Klaus ihre Ergebnisse gemäß der vorherrschenden Meinungen unserer Zeit. Sie gebrauchen das Wort *Unterstützung* anstelle der Worte *Privacy* und *Schutz*.

Diese Untersuchungen sollten zu einer radikalen Veränderung der gegenwärtigen Geburtspraktiken in den industrialisierten Ländern beitragen, unabhängig davon, welche Schlüsse man daraus zieht. Sie sind zeitgenössisch und vervollständigen die vielen Statistiken, die aufzeigen, daß elektronische Herzton-überwachung mehr schaden als nutzen kann. Die Auswahlkriterien für die Doulas sollte sowohl den Ländern eine Anregung sein, die das Hebammentum wiederentdecken, wie zum Beispiel Kanada und die Vereinigten Staaten, als auch den europäischen Ländern, in denen das Hebammentum gut etabliert ist. In Frankreich zum Beispiel werden Frauen (und Männer) die sich an einer Hebammenschule bewerben, mittels theoretischer Prüfungen ausgewählt. Es ist durchaus möglich, daß die geburtshilflichen Statistiken verbessert werden könnten, wenn man hier anstelle dieser Prüfungen begänne, die Kriterien herzunehmen, die bei der Auswahl der Doulas dienen. Natürlich gibt es nie wirklich perfekte Auswahlkriterien für den Eintritt in eine

Hebammenschule; ich kenne Frauen, die keine eigenen Kinder haben und die dennoch gute Hebammen sind. Der springende Punkt ist der, daß eine Frau, die auf normalem Wege geboren hat, garantiert eine Art von Mensch ist, dessen Anwesenheit sich nicht störend auf eine gebärende Frau auswirkt, wohingegen gute Kenntnisse der Struktur des Mitochondriums nicht dieselbe Garantie mitsichbringen. In der Diskussion über die optimale Anzahl von Hebammen im Verhältnis zur Anzahl von ärztlichen Geburtshelfer und in der Betrachtung der Kriterien, nach denen in Zukunft die Kandidatinnen und Kandidaten für eine Hebammenausbildung ausgewählt werden könnten, begeben wir uns ins einundzwanzigste Jahrhundert hinein. Das Bedürfnis nach *Privacy* hervorzuheben bedeutet auch, das Gebiet von langfristigen Visionen zu betreten. Das Bedürfnis nach *Privacy* – was nichts mit Einsamkeit zu tun hat –, ist über so viele Jahrtausende hinweg verleugnet worden, daß es nicht von einem Tag zum anderen tiefgreifend verstanden werden kann. Es ist zum Beispiel weniger schwer, die Gebärhaltung zu kritisieren, die in den vergangenen drei Jahrhunderte angenommen worden ist. Und es ist auch leicht, einen Gebär-Pool vorzuschlagen, um die Eröffnungsphase zu erleichtern. Die *wahrhaft* gegenkulturellen und revolutionären Vorschläge sind jedoch diejenigen, die das Bedürfnis nach *Privacy* hervorheben. Dabei dürfen wir jedoch in keiner unserer Diskussionen diejenigen außer acht lassen, die in der Übergangsphase der Geschichte der Geburt Babies bekommen werden und die sich an eine Umgebung anpassen werden müssen, die immer noch nicht optimal gestaltet ist, um den Einsatz von Medikamenten zu vermeiden. Die Vermeidung des Einsatzes von Medikamenten könnte in vorhersehbarer Zukunft tatsächlich das Hauptziel werden, da wir uns der möglichen, langfristigen schädlichen Nebenwirkungen all der Medikamente, die während Geburten verabreicht werden, mehr und mehr bewußt werden, während es bisher immer schwerer gewesen ist, irgendwelche langfristigen schädlichen Nebenwirkungen der verschiedenen mechanischen Möglichkeiten aufzuzeigen, die in der Geburtshilfe zum Einsatz kommen – wie zum Beispiel Zange, Saugglocke und Kaiserschnitt.

Es ist anzunehmen, daß verschiedene Dinge, die als Ersatz für *Privacy* dienen, während dieser Übergangsperiode hilfreich sein könnten und sich leichter einführen lassen als *Privacy* selbst. Selbsthypnose könnte eine der Techniken sein, die sich der gegenwärtigen Situation anpassen ließe. Schwangere Frauen, die in dieser Technik geschult sind, können vom Willen her „vollkommen abschalten" und der Realität entfliehen. Dies unterscheidet sich im Grunde kein bißchen von den Techniken der Visualisation, der multisensorischen Visualisation, der geführten Phantasie, die insbesondere in den Vereinigten Staaten praktiziert werden und der der *Sophrologie,* die in den französisch- und spanischsprachigen Ländern angewendet wird.

Der Begriff *Selbsthypnose* hat den großen Vorteil, daß er die Fähigkeit zur Bewahrung der eigenen Autonomie unterstreicht. Selbsthypnose hat mit der autoritativen Hypnose, die in der Geburtshilfe seit langer Zeit eingesetzt worden ist und die eine Abhängigkeit vom Hypnotiseur beinhaltet, wenig gemeinsam.

Nachdem ich auf Hypnose angespielt habe, sollte ich darauf hinweisen, daß die veränderten Bewußtseinszustände, die physiologische Vorgänge wie Geburt und Orgasmus begleiten, nicht mit derselben Ernsthaftigkeit studiert worden sind wie die Bewußtseinszustände, die durch Hypnose, verschiedene Meditationstechniken, Drogen und so weiter künstlich hervorgerufen werden. Zum Beispiel weiß niemand, wie ein Elektroenzephalogram während der verschiedenen Phasen der Geburt oder während eines Orgasmus aussieht. Eine solche paradoxe Ignoranz kann auf verschiedene Weisen gedeutet werden. Erstens reflektiert sie den gegenwärtigen Mangel an Interesse für die physiologischen Vorgänge, die in der Phase um die Geburt am Werk sind, sowie den üblichen Widerstand, das Sexualleben als Ganzes zu betrachten. Zweitens würde jede solche Studie insofern auf riesige Schwierigkeiten stoßen, als alle Geschehnisse unseres Sexuallebens in höchstem Grade von der Umgebung abhängig sind, insbesondere vom Ausmaß der herrschenden *Privacy.* Trotz dieser Schwierigkeiten jedoch bin ich überzeugt, daß eines Tages versucht werden wird, von dieser Art von Forschung zu lernen. Es könnte zu einer neuen Sichtweise von der

Sexualität als Ganzes führen, wenn sich herausstellt, daß sich die Bewußtseinsveränderung, die von der Mutter während eines „Fötus-Ausscheide-Reflexes" erfahren wird, nicht grundlegend unterscheidet von der Bewußtseinsveränderung, die während eines Orgasmus erfahren wird.

Momentan konzentriert sich die Forschung auf das Verständnis des Ursprungs und der Rolle der verschiedenen Hormone, die bei den physiologischen Prozessen der Sexualität – und insbesondere während der Geburt – eine Rolle spielen. Als Folge dieser Konzentration betrachten wir nun das Gehirn als die zentrale Drüse, die während des Geburtsvorgangs aktiv am Werk ist. Und tatsächlich ist es wahrscheinlich wichtiger, zu verstehen, wo die beteiligten Hormone herkommen, als den Namen eines jeden einzelnen zu wissen und das ideale Gleichgewicht zwischen ihnen zu kennen. Doch lohnt es sich trotzdem, die verschiedenen Hormone noch eingehender zu studieren, die während des Geburtsvorganges ausgeschüttet werden, weil wir sie als dieselben erkennen werden, die an anderen sexuellen Vorgängen beteiligt sind. Und dies gibt uns eine Gelegenheit, die wir uns nicht entgehen lassen sollten: eine Gelegenheit, daran zu erinnern, daß die Sexualität eine Ganzheit ist. Dies wiederum legt nahe, daß routinemäßiges Eingreifen in der Phase um die Geburt – wie die meisten bekannten Kulturen es zu tun pflegen – wahrscheinlich das Sexualleben als Ganzes beeinflußt. Den modernen Wissenschaften gemäß ist die Fähigkeit zu lieben einzigartig und allumfassend und bringt sich lediglich auf verschiedene Art und Weise zum Ausdruck.

12. Das Hormon der Liebe

Der modernen Wissenschaft zufolge gibt es ein Hormon der Liebe. Überall wo Liebe ist, ist auch Oxytozin – wie Niles Newton bemerkt hat –, ein Hormon, das von genau definierten Bereichen des primitiven Hirns produziert und vom Hypophysenhinterlappen freigegeben wird.

Zum einen ist Oxytozin am Vorspiel in der sexuellen Liebe und am Orgasmus bei Mann und Frau beteiligt. Es steuert die orgastischen Kontraktionen der Gebärmutter, die das Einsaugen der Spermaflüssigkeit und den Kontakt zwischen Samen- und Eizelle erlauben. Oxytozin wird auch beim Stillen freigegeben, sowohl vor als auch während des Saugens: es löst den „Milch-Ausscheide-Reflex" aus (im allgemeinen „Milchspendereflex" oder auch „Let-down" genannt – Anm. d. Ü.). Da Oxytozin auch in der Muttermilch enthalten ist, nimmt das Baby es beim Saugen zu sich. Die Wirkungen dieses Hormons auf die Gebärmutterkontraktionen während der Geburt sind wohlbekannt. Allerdings erreicht die Freigabe von Oxytozin in der Stunde *nach* der Geburt einen Höhepunkt, wenn Mutter und Kind zum erstenmal Kontakt herstellen. Wissenschaftler haben durch Injektionen von Oxytozin in exakte Bereiche des Gehirns jungfräulicher Tiere mütterliches Verhalten ausgelöst. Sie haben durch Injektionen von anderen Medikamenten, die der Wirkung von Oxytozin entgegentreten, in dieselben Bereiche des Gehirns mütterliches Verhalten auch gehemmt. Interessanterweise glauben viele Fachleute, daß sich der Fötus durch die Teilnahme an der Initiation der eigenen Geburt vielleicht selbst schult, sein eigenes Liebeshormon zu produzieren. Zu alledem sollte noch gesagt werden, daß es wahrscheinlich auch während einer Mahlzeit zu einem Ansteigen des Oxytozinspiegels kommt – bei einer Gelegenheit also, die häufig mit anderen Menschen geteilt wird.

Wie alle diese Situationen zeigen, ist Oxytozin das Hormon

des Altruismus, der Selbstlosigkeit, des sich-selbst-Vergessens. Und in der Tat stellen wir fest, daß Oxytozin vorübergehend das Gedächtnis schwächt. Natürlich wird ein Hormon immer innerhalb eines bestimmten Zusammenhangs produziert. Es ist niemals ein einzelnes Element, sondern immer Teil eines ausgewogenen Komplexes. Wenn sie ihrem Baby die Brust bietet, ist eine Frau nicht im selben hormonellen Gleichgewicht wie während der Geburt oder im Moment des ersten Kontakts mit dem Neugeborenen oder während intimer Momente mit ihrem Partner. Ein jeder hormonell hervorgerufene altruistische Zustand wird sich am gesamten Rahmen orientieren. Der Fokus kann unterschiedlich sein.

So befindet sich die Mutter während der Stillzeit also in einem speziellen hormonellen Gleichgewicht. Sie steht unter dem Einfluß eines Hormons, das für die Milchproduktion notwendig ist: Prolaktin. Dieses Hormon wirkt nicht nur auf die Brust; bei Tieren gibt es den Ausschlag zum Nestbau. Es ist auch das Hormon, das aggressives Verteidigungsverhalten bei säugenden Weibchen auslöst. Unsere Kenntnisse über die Wirkung dieses Hormons auf das Verhalten des Menschen wurden erweitert durch Untersuchungen über stillende Mütter und auch über die Symptome, die bei Männern und Frauen mit Prolaktinproduzierenden Tumoren auftreten. Eine der Auswirkungen ist die Reduzierung der Libido oder des sexuellen Interesses. Zusätzlich neigt Prolaktin dazu, Geisteszustände von Untergebenheit und Unterwerfung ebenso wie eine gewisse Nervosität zu erzeugen. Diese Auswirkungen auf das Verhalten lassen sich leicht im Hinblick auf das Überleben der Art erklären. Wenn eine Frau stillt, richtet sich die gesamte Wirkung des Liebeshormons zum Baby hin. Das Baby wird zum Liebesobjekt. Der untergebene Zustand der Mutter steigert ihre Anpassungsfähigkeit an die Bedürfnisse des Babys. Ihre Nervosität steigert ihre Wachheit bei der Versorgung des Babys und hilft zu verhüten, daß sie in einen Tiefschlaf fällt.

Gehen wir davon aus, daß die charakteristischen Merkmale einer Kultur vom durchschnittlichen hormonellen Gleichgewicht der Bevölkerung geformt werden, müssen wir uns fragen, was an unserer westlichen Kultur charakteristisch ist. Ein bemerkenswertes Charakteristikum ist es, daß wir nicht viele Kinder bekommen. Ein anderes ist die kurze Stillzeit, die schon nach Monaten abgeschlossen ist. In den meisten anderen Kulturen dauert die Stillzeit mehrere Jahre. Mit anderen Worten: im Leben der westlichen Frau werden nur über eine sehr kurze Zeitspanne große Mengen von Prolaktin freigesetzt. In anderen Kulturen beeinflußt dieses Hormon den größeren Teil des Lebens der erwachsenen Frau. Wir könnten daraus folgern, daß die Prolaktin-Knappheit ein charakteristisches Merkmal unserer Gesellschaft ist. Und es ist schwer vorstellbar, daß dieser Faktor nicht in unserem kollektiven Verhalten zum Ausdruck käme. Möglicherweise halten wir hiermit einen Schlüssel zum besseren Verständnis unserer selbst in Händen. Stellen wir einmal Spekulationen darüber an, welches die kulturellen Charakteristiken einer Gesellschaft sind, in der Prolaktin-Knappheit herrscht. Ganz gewiß kommt der Befriedigung der Bedürfnisse des Babies in einer solchen Gesellschaft keine sehr hohe Priorität zu. Man kann auch nicht erwarten, daß in einer Gesellschaft das Bedürfnis der Frau nach *Privacy* während der Geburt oder wenn sie später ihr Baby begrüßt erkannt wird, wenn das Hormon, das den Nestinstinkt fördert, nur kurze Zeit vorhanden ist. Man muß vielmehr davon ausgehen, daß ein Übermaß speziell erotischer Stimuli herrscht, da das Liebeshormon (Oxytozin) bekanntermaßen nur in eine Richtung treibt, wenn es ohne den harmonisierenden Einfluß von Prolaktin bleibt. Mangelnder Respekt für die Gesetze der Natur könnte vorhersehbar sein. Wir könnten auch erwarten, arrogante Ansichten über natürliche Phänomene vorzufinden und eine Neigung dazu, „mit dem Feuer zu spielen". In einer solchen Gesellschaft existiert nichts, das ein Gegengewicht zum rein maskulinen Hirn bilden würde. Wir dürfen nicht vergessen, daß es das dominierende Männchen ist, das in der Gesellschaft von Primaten den niedrigsten Prolaktinspiegel aufweist.

Diese einfache Reihe von Fragen führt uns zu einer weiteren. Wodurch würde sich eine Gesellschaft auszeichnen, in der Prolaktinreichtum herrscht? Man kann sich vorstellen, daß die Lebenseinstellung sehr verschieden wäre von der unsrigen. Die Bedürfnisse von Babies und Kindern würden respektiert und sogar Priorität erhalten. Erotische Stimuli wären weniger allgegenwärtig. Wahrscheinlich würde man den Gesetzen der Natur und dem Schicksal mit großem Respekt begegnen.

Tatsächlich gibt es ein existierendes Modell für eine solche Gesellschaft. Es kann unter Hindus hoher Kasten gefunden werden. Innerhalb der monogamen Familien dieser Kultur werden Kinder drei bis fünf Jahre lang gestillt. Die Männer sind aus Tradition Priester oder *Brahmanen,* die ihre meiste Zeit in tiefer Meditation verbringen. Dies sättigt ihren Organismus mit einem hohen Maß an Endorphinen, und diese wiederum verhelfen zur Produktion von Prolaktin. Bemerkenswerterweise haben diese Priester eine ungewöhnliche körperliche Erscheinung, mit großen Brüsten. Diese wenigen Fakten dürften sicherlich genügen, um uns davon zu überzeugen, daß die Lebenseinstellung in einer solchen Gesellschaft sehr verschieden von der unsrigen ist.

Ich habe diese Gedanken zum ersten Mal auf einer Konferenz formuliert, auf der Hunderte von stillenden Müttern im selben Raum versammelt waren. Es war, als befänden wir uns in einer anderen Welt, in einer Welt, in der andere Prioritäten herrschten.

Wenn wir uns fragen, was ist kulturell, dürfen wir nie vergessen, statt einer individuellen eine umfassende Sichtweise einzunehmen. Wir befassen uns zwar mit kollektiven Tendenzen, aber das muß nicht heißen, daß es keine individuellen Unterschiede im Verhalten gibt. Und tatsächlich zeigen bestimmte Individuen ein Verhalten, das nicht mit ihrem physiologischen Zustand übereinstimmt. Das Ausformen von Verhaltensweisen ist typisch für die menschlichen Kulturen. Jedoch sollten wir daran denken, daß erst Interaktion der Menschen untereinander – also zwischen einzelnen Individuen – eine Kultur ausmacht.

Diese einzelnen Individuen repräsentieren die vielen Adaptionssysteme, welche vom Homo sapiens, der ein Herdentier ist, angewendet werden. Aus diesem Grunde können wir unter Bezug auf die Auswirkung bestimmter Hormone auf das Verhalten nachweisen, wie zerbrechlich und sogar künstlich die Fronten zwischen dem sind, was biologisch ist und dem, was kulturell ist.

Diese Sicht unserer Zivilisation aus der Perspektive der biologischen Wissenschaften muß noch vertieft werden, weil das Erwachen einer ökologischen Menschheit Priorität gewinnt – an dem Tag nämlich, an dem die Menschheit aufhört, die Biosphäre bis zum Punkt ihrer Zerstörung zu beherrschen. Doch in einer Gesellschaft, in der Prolaktin Mangelware ist, ist es schwer, eine solche Priorität zu entwickeln. Wie können wir aus diesem Teufelskreis ausbrechen?

13. Stillen und Monogamie

> Die Umstände sind, im großen und ganzen,
> neu. Die Weisheit unserer Vorfahren bietet uns
> kaum einen Wegweiser, der uns leiten könnte.
> *Edmund Burke*

„Jedesmal wenn ich abnehme, wird mein Baby krank." Nur
wenn eine Frau lange Zeit gestillt hat, kann sie diese Beobachtung machen. Und nur eine Frau, deren Umfeld die Kleinfamilie
des zwanzigsten Jahrhunderts ist.

Die Dauer der Stillzeit ist ein Faktor, den wir, wenn wir eine
bestimmte Zivilisation beschreiben, bis jetzt noch nie in Betracht
gezogen haben.

Man hat aus Gründen, die man lieber nicht näher untersucht,
das undeutliche Gefühl, eine lange Stillzeit sei ein skandalöses
Thema, das man am besten ignoriert. Als würde man an den
besten Fundamenten unserer Gesellschaft rütteln, wenn man das
Thema anschnitte.

Jede Frage, die sich auf die Dauer der Stillzeit bezieht, ist
provokativ. Gibt es vom Physiologischen her eine ideale Dauer
der Stillzeit? Die Antwort ist recht einfach, solange es um alle
anderen Säuger geht – fast so einfach, wie sie es in Bezug auf die
Schwangerschaftsdauer ist. Das Schimpansenjunge zum Beispiel wird von seiner Mutter zwei Jahre lang gesäugt, nachdem
es 230 Tage in der Gebärmutter verbracht hat, und ein flaschen-
nasiger Delphin wird sechzehn Monate lang gesäugt. Die
Antwort ist weniger präzise, wenn es um den Menschen geht.
Dennoch ist es notwendig, eine gewisse Kenntnis vom physiologischen Ideal zu besitzen. Das Physiologische sollte als Bezugspunkt betrachtet werden. Wer sich von diesem Bezugspunkt entfernt, beschwört den Zorn der Nemesis herab – der
Göttin, deren Strafe alle Menschen trifft, die es wagen, sich den
Göttern gleichzusetzen.

Wenn wir uns darum bemühen, das physiologische Ideal wiederzufinden, dann können wir den Menschen mit anderen Säugern vergleichen und zwar unter Berücksichtigung der Zeitspanne, die wir in der Gebärmutter verbringen, unseres Reifegrades bei der Geburt, unserer durchschnittlichen Lebenserwartung, der speziellen Nährstoffbedürfnisse unseres großen Gehirns und so weiter. Ein solcher Ansatz ist zwar immer noch nicht präzise genug, aber er läßt darauf schließen, daß die Stillzeit bei den Menschen ursprünglich ein paar Jahre und nicht nur ein paar Monate dauerte. Wir können einen Computer mit einigen Forschungsergebnissen füttern und Personen vergleichen, die ein paar Monate, ein paar Jahre oder überhaupt nicht gestillt worden sind. Die ausgewählten Kriterien sollten den Gesundheitszustand, die schulischen Leistungen und das Verhalten im allgemeinen aufzeigen. Zweifellos wird es in Zukunft mehr und mehr Untersuchungen dieser Art geben. Ein anderer Weg, auf dem wir uns auf diese Suche machen könnten, wäre ein Vergleich von verschiedenen Gesellschaften, um herauszufinden, ob sich Wechselbeziehungen zeigen. Ich kann mir vorstellen, daß manche solcher Wechselbeziehungen auf den ersten Blick als skandalös erscheinen würden. Allerdings handelt es sich bei Korrelationen in Wirklichkeit um nichts anderes als nüchterne Fakten. Und Schlüsse können nur dann skandalös sein, wenn sie über das hinausgehen, was wir von den Fakten wissen.

Untersuchen wir die erste Gruppe solcher Korrelationen, die wir herbeizitieren könnten. In allen polygamen Gesellschaften wird die Stillzeit über mehrere Jahre aufrechterhalten. Und Polygamie ist auf der ganzen Welt bei weitem die üblichste Form der Ehe. G. P. Murdoch fand bei 76 Prozent von 558 Gesellschaften, die als repräsentativ galten, die Polygamie als Norm vor. Wollen wir diese Beobachtungen korrelieren, tauchen zwei Fragen auf. Erstens: bis zu welchem Grad macht die polygame Gesellschaft eine lange Stillzeit leichter? Zweitens: begünstigt die lange und enge Verbindung zwischen Mutter und Kind während einer langen Stillzeit die Fähigkeit, sich einen Gatten zu teilen? Mit anderen Worten: wird der Hang zu besitzergreifender Liebe im Erwachsenen, der die Polygamie unakzeptabel macht, durch eine kurze Beziehung zwischen Mutter und Kind verstärkt und verschlimmert?

Die zweite Gruppe von Korrelationen, die wir zitieren könnten, würde speziell westliche Länder mit ähnlichem Lebensstandard betreffen, die sich miteinander in geographischer Nachbarschaft innerhalb Nordeuropas befinden. In Schweden, wo 60 Prozent aller Babys im Alter von sechs Monaten noch gestillt werden, liegt die Rate der Ehescheidungen dem Anschein nach bei etwa 50 Prozent. Zu den meisten dieser Scheidungsfälle kommt es innerhalb des ersten Jahres nach der Geburt eines Kindes. Nach den Statistiken von 1986 gab es im Verlauf des Jahres 19518 Scheidungen und 37017 Eheschließungen. Diese Scheidungen hinterließen 21127 betroffene Kinder im Alter unter 18 Jahren. Bei einem Fünftel der Scheidungen – oder 4290 Ehen – hatte die Verbindung weniger als vier Jahre lang gehalten. In Holland, wo die Zahl der Babys, die mit sechs Monaten noch gestillt werden, extrem niedrig ist, liegt die Zahl der Trennungen bei 25 Prozent. In Großbritannien, wo die durchschnittliche Stilldauer sich zwischen diesen beiden Beispielen ansiedelt, liegt die Rate der Trennungen ebenfalls zwischen denen von Schweden und Holland. Diese Berechnungen beziehen sich auf den Durchschnitt. Es gibt riesige Unterschiede in den Raten zwischen offiziellen und nichtoffiziellen Ehen. Großbritannien ist eines der europäischen Länder, das eine hohe Rate offizieller Ehen hat, deshalb ist die offizielle Scheidungsrate irreführend.

Ich wäre nicht auf diese Korrelationen gestoßen, wenn ich nicht häufig von Paaren ins Vertrauen gezogen worden wäre, die während einer langen Stillzeit Schwierigkeiten bekamen. Meistens begannen die Probleme damit, daß der verminderte sexuelle Appetit seiner Frau beim Ehemann Besorgnis auslöste. Der Mann neigt dazu, dieses sexuelle Desinteresse als Desinteresse an seiner Person zu deuten. Er muß eines Besseren belehrt werden. Manche Männer bestehen darauf, daß ihre Frau einen Sexualtherapeuten zu Rate zieht. Aber der Sexualtherapeut stellt nicht immer die Beziehung zwischen dem Stillen und der reduzierten Libido der Frau her.

Natürlich dürfen wir nicht vergessen, daß sich das alles in einer kulturellen Umgebung abspielt, wo es als normal gilt, während der Schwangerschaft sexuell aktiv zu sein und bereits kurz nach der Geburt wieder sexuelle Aktivitäten aufzunehmen. Wenn eine Frau die Wochenbettstation verläßt oder zur nachgeburtlichen Untersuchung kommt, wird sie gefragt, welche Verhütungsmethode sie anwenden will. Diese einfache Frage läßt Rückschlüsse auf den Druck zu, dem das Paar ausgesetzt ist. Wenn eine Frau längere Zeit stillt, kann ihr Verhalten manchmal vom herrschenden Gesellschaftsmodell beeinflußt werden. Manche Frauen behaupten, ihre sexuelle Beziehung sei während der Stillzeit befriedigender als für gewöhnlich. Andere haben vielleicht das Gefühl, ihr sexueller Appetit sei unverändert, aber sie vermeiden Hautkontakt unterhalb der Taille; manchmal brauchen sie künstliche vaginale Gleitmittel, oder ihre Libido kann sich wegen der Schmerzen von der Dammschnittnarbe oder ständiger Müdigkeit nicht richtig entfalten. In einer Kultur, in der die monogame Kleinfamilie das einzige Vorbild ist, kann eine lange Stillzeit zu manch seltsamen und unerwarteten Situationen führen. Manche stillenden Mütter behaupten zum Beispiel, ihr sexuelles Interesse sei zurückgekehrt, das ihres Ehemannes jedoch nicht. Sie befürchten, nur noch als Mutter angesehen zu werden, betonen aber andererseits, ihr Mann sei ein sehr guter Vater. Ich erkläre mir dies so, daß der physiologische Zustand des Mannes in manchen seltenen Fällen vom kulturellen Muster weniger beeinflußt ist als der der Frau. Diese Männer verhalten sich mehr wie Primaten. Bei anderen Menschenaffen sind die Männchen sexuell nicht von Weibchen angezogen, die sich nicht in einem bestimmten physiologischen Zustand befinden. Offenbar können manche Männer ihr Interesse am Sex verlieren, wenn sie vollkommen in der Versorgung kleiner Kinder aufgehen, vor allem, wenn sie an der Geburt teilgenommen haben. Im allgemeinen ist es jedoch der geschwächte sexuelle Appetit stillender Mütter, der in Büchern und bei Konferenzen unterschätzt oder ignoriert wird. So stellt die reduzierte Libido eine Quelle von Befürchtungen und Konflikten dar, weil sie nicht hinreichend bekannt ist oder nicht verstanden wird. Oft ließe sich dieses Problem durch angemessene Ratschläge und die Erklärung, daß es vorübergehend ist, leicht verhüten oder lindern. Wie auch immer – die Zungen beginnen sich zu regen; so las ich kürzlich in einer Zeitschrift über eine Frau, die seit der Geburt ihres Kindes kein sexuelles Verlangen mehr hatte und „sich seltsam asexuell vorkam".

Ziehen wir diese Fakten einmal im Geiste zusammen: Polygamie und eine lange Stillzeit, der Vergleich zwischen den Scheidungsraten verschiedener Länder, die libidounterdrückende Wirkung von Prolaktin, vertrauliche Enthüllungen von Paaren mit Problemen in der Stillzeit. Sind wir nicht verpflichtet, eine weitere provokative Frage zu stellen? Ist Monogamie *auf kultureller Ebene* mit einer langen Stillzeit überhaupt vereinbar?

Wenn wir von Monogamie sprechen, sprechen wir von der Ehe. Wir betreten eine speziell menschliche Domäne. In den meisten Säuger-Gesellschaften – besonders in denen der Primaten – genießen die Weibchen größere sexuelle Freiheiten. Die Männchen konkurrieren miteinander und kämpfen sogar darum, so viele Weibchen wie möglich zu schwängern. In Folge dessen übertragen die kräftigsten und dominantesten Männchen die größte Zahl von Genen. Dadurch ist die natürliche Auslese gesichert. Für Zoologen stellen Säuger, die monogame Beziehungen herstellen – zum Beispiel Wölfe, Biber oder die kleinen Antilopen, die man Dik-Dik nennt –, fast so etwas wie eine Kuriosität dar.

Die Fähigkeit zur Koordination von kollektiven Aktionen, wie Jagd oder Kriegsführung, ist ein charakteristisches Merkmal des Menschen. So etwas ist nur möglich, wenn zwischen Männern derselben Gruppe verminderte Aggressionen herrschen. Daher die soziale Kontrolle der Sexualität. Daher die Zuteilung von Frauen als Gattinnen. Daher, auf einer bestimmten Stufe der menschlichen Evolution, die Ehe.

Die polygame Form der Ehe kommt am häufigsten vor. Es ist unmöglich, eine erschöpfende Liste aller polygamen Gesellschaften aufzustellen. Sie würde sehr lang. Es ist ebenfalls unmöglich, alle verschiedenen Spielarten der polygamen Eheform zu beschreiben. Sie sind zahllos. Es ist sinnvoller, einige gemeinsame Punkte hervorzuheben. Dem Anschein nach schlafen Babys in allen polygamen Gesellschaften bei ihren Müttern und werden mehrere Jahre lang gestillt – oft drei, fünf oder auch noch mehr Jahre. Sexuelle Beziehungen sind während eines großen Teils der langen Stillzeit normalerweise verboten. Tatsächlich wird häufig eine Trennung der Geschlechter herbeigeführt, die während der Schwangerschaft beginnt. Die Mutter kehrt erst wieder zu ihrem Gatten zurück, wenn das Baby ein bestimmtes Alter erreicht hat, welches je nach Kultur verschieden ist. Häufig wird die Wiedervereinigung mit einem Fest gefeiert.

Monogamie ist eine andere Form von sozialer Kontrolle der Sexualität. Sie ist die häufigste Eheform in der industrialisierten Welt und ist in Europa seit ungefähr zwanzig Jahrhunderten vorherrschend. Im Gegensatz zur populären Meinung ist sie ursprünglich keine christliche, sondern eine griechisch-römische Erscheinungsform. Es ergab sich nur gerade so, daß die ersten Christen als Regel die Eheform angenommen haben, die zur ihrer Zeit vorherrschend war. In Wirklichkeit findet sich in der Bibel keinerlei ausgesprochene Verdammung der Polygamie. Der kulturelle Wandel vollzog sich zwischen dem Alten und dem Neuen Testament. Im Alten Testament finden sich viele Beispiele von respektablen polygamen Patriarchien – zum Beispiel Abraham, Jacob, David, Salomon. Ähnliche Beispiele tauchen im Neuen Testament nicht auf, und abgesehen von ein paar Anspielungen von Paulus, besonders in seinen Episteln an die Korinther, wird das Thema mit keinem Wort angesprochen. Jedenfalls haben christliche Theologen im Verlauf der Jahrhunderte die Monogamie verfochten, und das Konzil von Trient erließ im Jahre 1563 eine Verfügung gegen die Polygamie. Die Mehrheit der christlichen Kirchen verweigerte Polygamisten den Zugang zu den Sakramenten.

Allerdings hat es immer Versuche gegeben, die Polygamie unter Christen zu rehabilitieren. In Münster wurde im Jahre 1534 eine Proklamation über die Polygamie verlesen, nachdem die Stadt unter die Herrschaft von Anabaptisten gekommen war und zum Zentrum einer rigiden Moral wurde, wo Ehebruch und Unzucht bei Todesstrafe verboten waren. Zu Unzucht zählte für die Anabaptisten auch eine sexuelle Beziehung mit der eigenen, schwangeren Frau. Später, im siebzehnten Jahrhundert, wurde von Johan Leyser, einem Pastor und Lehrer, der seiner fixen Idee schließlich alles andere opferte, eine beredte Verteidigung der Polygamie erhoben. Dieser Gelehrte widmete seine enorme Belesenheit ausschließlich der Sache der Polygamie. Zur gleichen Zeit erhob sich der berühmte englische Dichter John Milton, nachdem er eine Kampagne für die Ehescheidung geführt hatte, in einem Essay über seine Interpretation der christlichen Doktrin – nach dem Tode des Verfassers im neunzehnten Jahrhundert veröffentlicht – zu einem Verfechter der Vielehe. Seine Veröffentlichung dürfte bei der Errichtung des Mormonen-Modells der Polygamie instrumental gewesen sein, und diese Sekte bietet uns das einzige Beispiel einer Gesellschaft, die die Polygamie wiedereingeführt hat.

Die Polygamie der Mormonen geht ebenso wie ihr Glaube im allgemeinen auf die Visionen und Offenbarungen des amerikanischen Propheten Joseph Smith zurück. Seine Offenbarungen über die Polygamie sind offiziell im Jahre 1843 datiert, und die polygame Ehe überlebte die Ermordung Smith's, das Verlassen der Stadt Nauvoo in Illinois, und die Gründung von Salt Lake City in Utah. Nach der Errichtung von äußerst strengen Gesetzen durch die amerikanische Verfassung und nach einer Reihe von strafrechtlichen Verfolgungen, verkündete eine Erklärung der mormonischen Ekklesiasten im Jahre 1890 die offizielle Abkehr von der Polygamie. Ein paar Fundamentalisten sind jedoch standhaft geblieben. Ich begegnete einigen von ihnen in Missoula, im Staate Montana.

In Afrika, wo die Polygamie sehr tief verwurzelt ist, erkannten sogar einige katholische Theologen, daß es einem ethnozentrischen Irrtum gleichkäme, wenn Monogamie die Voraussetzung für die Mitgliedschaft in der Kirche bedeutete. Es ist sicherlich ethnozentrisch, den Afrikanern eine Institution überzustülpen, die mehr europäisch als christlich ist, und auf die in der Heiligen Schrift nicht ausdrücklich Bezug genommen wird. Dennoch haben die meisten christlichen Kirchen den Polygamisten die Sakramente verweigert; eine Ausnahme bildeten einige kleine unabhängige Kirchen, zum Beispiel eine rhodesische Sekte, die sich von den Adventisten des Siebten Tages abgekehrt hat, um „Polygamisten zu helfen, das Königreich des Himmels zu betreten".

Unabhängig davon, von wem diese oder jene Eheform propagiert wird – sei es die polygame oder die monogame –, wird die Phase der Stillzeit beim Menschen anscheinend nie mit in Betracht gezogen. Gemäß seiner Verfechter liegen daher die Vorteile der Polygamie in ihrer Anpassungsfähigkeit in Bezug darauf, die Zahl der Männer und die Zahl der Frauen miteinander in Einklang zu bringen. In der Sowjetunion wurde zu einer Zeit, als es je 170 Junggesellen auf je 100 Jungfern gab, aus rein statistischen Gründen der Vorschlag erhoben, die Bigamie zu legalisieren. So liegt es auch an der allgemeinen statistischen Verteilung von Männern und Frauen, daß Polygynie (ein Ehemann hat mehrere Ehefrauen) häufiger vorkommt als Polyandrie (eine Ehefrau hat mehrere Ehemänner). Vorhandene polyandrischen Gesellschaften, zum Beispiel die Toda in Indien, zeichnen sich durch einen Männerüberschuß aus.

Andere Befürworter betonen, daß dank der Polygamie Prostitution und Kriminalität verhütet werden könne und daß die Zahl der Ehescheidungen, der unehelichen Kinder und des Kindsmordes sinkt.

Wieder andere heben die Nebenwirkungen der Monogamie, die sie als negativ betrachten, hervor. Nach Friedrich Engels fällt zum Beispiel das erste geschichtliche Auftreten eines Klassengegensatzes mit der Entwicklung des Antagonismus zwischen Männern und Frauen in monogamen Ehen zusammen. Auch manche Feministinnen der 70er Jahre stellten die Institution der monogamen Ehe in Frage. Barbara Leon zum Beispiel verwies darauf, daß das Zerschmettern der „Monogamie" für Männer nichts Neues war: „Doch daß man sie auf den Sockel einer Ideologie stellt, das ist allerdings neu".

Und von denen, die Theorien zur Unterstützung der Monogamie aufstellen, wird behauptet, sie sei die einzige Form der Ehe, die eine volle Entwicklung echter ehelicher Liebe ermögliche. Sie konzentrieren sich auf die Bande, die das Paar verbinden. Fügen wir hinzu, daß strikte Monogamie – nach dem gegenwärtigen Stand der Medizin – den bestmöglichen Schutz gegen Muttermundskrebs und sexuell übertragbare Krankheiten bietet.

Was es für ein Baby bedeutet, gestillt worden zu sein, dieser Gesichtspunkt genießt allerdings in allen diesen Theorien nie Priorität. Die grundlegenden Bedürfnisse des menschlichen Säuglings finden in der Untersuchung von Familienstrukturen keine Berücksichtigung. Wenn man unsere Säuger-Natur als Ausgangspunkt nimmt, wenn man sich fragt, welche Art von Familienstruktur die enormen Abweichungen von den physiologischen Grenzen verhindern würde, die in der Phase der Stillzeit auftreten, dann muß man außergewöhnliche Korrelationen herstellen. Man muß zugeben, daß alle polygamen Gesellschaften der Mutter erlauben, das Baby bei sich schlafen zu lassen und die Stillzeit auf mehrere Jahre auszudehnen, so wie es dem Verlangen des Kindes entspricht. Man muß zugeben, daß die einzige Sammlung heiliger Schriften unter den großen monotheistischen Religionen mit einer maskulinen Gottesfigur, die dem Stillen eine spezielle Bedeutung beimißt, der Koran ist. Und der Koran erlaubt einem mohammedanischen Mann bis zu vier Ehefrauen, er erlaubt auch seinen verwitweten, geschiedenen oder verstoßenen Ehefrauen, sich erneut zu verheiraten. Für Mohammedaner ist die erste Person, der man Verehrung schuldig ist, die eigene Mutter. Sie kommt direkt nach Gott und Seinem Propheten, noch vor dem eigenen Vater.

Wenn man die Art und Weise des Stillens in verschiedenen Familienstrukturen miteinander vergleicht, so wird man unweigerlich der Probleme und sogar Hindernisse gewahr, die der monogamen Familie anscheinend innewohnen und die sogar schon vor der Entwicklung des heutigen Kleinfamilientyps in Erscheinung getreten sind.

In der griechischen Gesellschaft gab es Sklavinnen, die man *Titthai* nannte und deren Rolle es war, sechs Monate lang die Kinder ihrer Herrin zu stillen. Die Frauen der hohen Gesellschaft befürchteten, ihre Gesundheit und ihre schlanke Linie auf's Spiel zu setzen, oder auch ihre „Pflichten" zu vernachlässigen. Im Alten Testament verwies Jeremias auf die Abneigung gegen das Stillen während der Phase des Übergangs zur Monogamie. Er wandte sich an diejenigen, die modern sein wollten und deshalb das Stillen ablehnten, als er meinte: „Selbst die Ungeheuer des Meeres bieten ihren Nachkommen die Brust".

Und dieselben Gründe waren es auch, die die Frauen Westeuropas bis zum neunzehnten Jahrhundert zu Ammen Zuflucht nehmen ließen. Jede Städterin, die es sich leisten konnte, schickte ihr Baby zu einer Amme auf dem Lande. Diese Ammen gehörten einer niedrigen sozio-ökonomischen Klasse an, und manche von ihnen waren außerdem Prostituierte. Manchmal hat eine Mutter ihr eigenes Baby im Stich gelassen oder sogar erstickt, um sich dieser profitablen Beschäftigung widmen zu können. Zu der Zeit gab es in jedem Hebammenlehrbuch ein wichtiges Kapitel darüber, wie eine gute Amme auszuwählen sei. Fügen wir den Kommentar hinzu, daß in den monogamen Gesellschaften Ammen wie Prostituierte nichts anderes als einen käuflichen Ersatz sowohl für mütterliche als auch für eheliche Liebe bieten.

Die Titthai, die Ammen und auch die stillenden Sklavinnen in manchen amerikanischen Staaten stellen nur verschiedene Ausdrucksformen desselben Glaubens dar, der zur Flasche führte. Die Kunst der Flaschenzubereitung war bald eines der wichtigsten Kapitel in Büchern zum Thema Kinderpflege. Flaschennahrung erreichte in der Mitte des zwanzigsten Jahrhunderts ihren Höhepunkt, als der Markt von industrialisierten Pulvermilchsorten, vor allem von sogenannten humanisierten Milchsorten, überflutet wurde. Heutzutage kommt das Stillen wieder in Mode. Es wird offiziell von Ärzten und Gesundheitsbehörden empfohlen. Allerdings ist es ein einzigartiges Merkmal unserer Zeit, daß nun zwar eine Mehrheit von Müttern zu stillen beginnt, die meisten jedoch nicht länger als drei bis sechs Monate stillen. Im öffentlichen Gesundheitswesen sucht man seit einiger Zeit nach Erklärungen dafür, warum die Stillrate so rasch abfällt. Manche Leute verweisen auf den Druck, dem berufstätige Mütter unterliegen. Dasselbe Phänomen wurde jedoch auch bei Frauen beobachtet, die nicht berufstätig sind.

Obwohl man Frauen während der post partum-Phase in ihrem Leben mit Ratschlägen überhäuft, wagt es niemand darauf hinzuweisen, daß, wenn sie ihr Bett mit ihrem Baby teilen würden, darin der Schlüssel zur Überwindung vieler Probleme läge, mit denen sie sich konfrontiert sehen. Niemand wagt es, sich vorzustellen, daß die Ursachen, die eine lange Stillzeit verhindern, in der monogamen Kleinfamilie selbst liegen könnten. Eine moderne Frau, die ihr Kind mehrere Jahre lang stillen will, muß eine enorme persönliche Kraft aufwenden, um dem starken sozialen Druck zu widerstehen, der von allen Seiten auf sie ausgeübt wird, um sie zu überreden, ihr Kind abzustillen, vor allem, wenn der Druck aus ihrer eigenen Familie kommt.

Nachdem ich Salt Lake City in den USA und Ost-Jerusalem besucht hatte, verstärkte sich in mir die Überzeugung, daß in Bezug auf das Stillen Familienstrukturen eine größere Rolle spielen als die Religion und alle anderen Aspekte des Lebensstils. In Salt Lake City lebt die Mehrheit der Mormonen monogam. Unter diesen Mormonen liegt die Stillrate nach drei Monaten so niedrig wie in den restlichen USA. Doch es gibt hier auch ein paar Gruppen polygamer Mormonen. Sie haben denselben religiösen Glauben wie die anderen. Sie haben sich in vielen Dingen der amerikanischen Lebensweise angepaßt. Bei diesen Mormonen werden die meisten Babys mehrere Jahre lang gestillt. Zu meiner Überraschung wurde ich von Palästinensischen Gesundheits-Fachleuten dazu eingeladen, über die Dauer der Stillzeit zu sprechen – an einem Ort, wo der Koran großen Einfluß hat. Aber heute sind auch bei den Palästinensern die Familienstrukturen verwestlicht, und wie überall fragen sich die Gesundheits-Fachleute, warum Frauen nicht länger als ein paar Wochen stillen.

Regierungspolititische Konzepte messen der Existenz von Kindern, die über mehrere Jahre hinweg gestillt worden sind, keine Bedeutung bei. Zum Beispiel wird diese kleine Minderheit bei den standardisierten Impfprogrammen in den industrialisierten Ländern nicht in Betracht gezogen. Die Statistiken, die bei Epidemien von Infektionskrankheiten wie Keuchhusten und Masern die Mortalitätsraten bestimmen, berücksichtigen nicht, wie lange jedes Kind wohl gestillt worden ist.

Eine Mutter, die mehrere Jahre lang stillen will, sieht sich nicht nur mit vielen Schwierigkeiten konfrontiert, die ihr von unserer Gesellschaft in den Weg gelegt werden, sondern sie muß auch ganz neuartige Vorsichtsmaßnahmen treffen, wenn sie die Gesundheit ihres Babys nicht beeinträchtigen will – Vorsichtsmaßnahmen, die ungewohnt und schwer zu verstehen sind. Womit wir wieder bei dem Baby angelangt sind, das jedesmal krank wird, wenn seine Mutter Gewicht verliert.

Dies gibt uns Gelegenheit, ausführlicher auf ein Thema einzugehen, das sehr wohl schon bald zu einer Hauptbeschäftigung werden könnte. Jeder, der sich mit Säuglingsernährung befaßt, sollte seine Aufmerksamkeit auf dieses Phänomen lenken, welches ganz typisch für die industrialisierten Länder ist.

Die Bedeutung der Fettsäuren, in der menschlichen Ernährung wird immer besser verstanden. Manche dieser Fettsäuren werden „essentiell" genannt, weil der Körper sie nicht selbst herstellen kann. Sie müssen durch die Ernährung zugeführt werden. Fast alle Fettsäuren, die in der Natur vorkommen, haben eine bestimmte und dadurch charakteristische gemeinsame molekulare Form. Chemiker bezeichnen sie als zur „Cis"-Kette gehörig. Es gibt nur wenige – wirklich sehr wenige – Ausnahmen, zum Beispiel in der Form mancher Fettsäuren, die im Magen von Wiederkäuern von dort ansässigen Mikroorganismen verwandelt werden, in welchem Fall die Moleküle eine andere Form annehmen, die „Trans" genannt wird.

Nun wurden in der industrialisierten Welt recht plötzlich immer mehr Trans-Fettsäuren künstlich in die Ernährung eingeführt, besonders in der Verarbeitung von Ölen und der Herstellung von Margarinen. Neuere Schätzungen zeigen an, daß mancher westliche Konsument vielleicht zwischen 7 und 10 Prozent seiner totalen Energiezufuhr in der Form von Trans-Fettsäuren erhält. Doch diese besonderen Trans-Fettsäuren sollten als falsche Freunde betrachtet werden. Einerseits kommen sie in Speisen vor, die beliebt und sogar schmackhaft sind, doch andererseits konkurrieren sie mit ihrem nützlichen

Gegenpart und blockieren dadurch manche wichtigen Stoffwechselkanäle. Tatsächlich können wir sie als giftig bezeichnen. Vor kurzem ist nun eine riesige Menge dieser Trans-Fettsäuren in der Muttermilch der modernen Frau vorgefunden worden. Im Rahmen einer neueren Untersuchung zeigte sich in der Milch deutscher Mütter die sechsfache Menge von Trans-Fettsäuren im Vergleich zur Milch afrikanischer Mütter, die als Kontrollgruppe dienten. Diese Rate wird in den Vereinigten Staaten sogar noch übertroffen – dort ist die Zahl um ein 1,6faches höher. Dies ist insofern besorgniserregend, als die „guten" Fettsäuren in der Entwicklung des Gehirns und in der Zusammensetzung der Zellmembranen beim Baby eine wichtige Rolle spielen. Sie sind auch Vorläufer dieser wichtigen Regulatoren, die man Prostaglandine nennt.

Die gefährlichen Fettsäuren, die das moderne Baby konsumiert, kommen natürlich von der Ernährung der Mutter, doch sie kommen nicht nur von dem, was die stillende Mutter ißt. In Wirklichkeit haben sich viele solcher Moleküle in den Fettdepots der Mutter eingelagert und jedes Mal, wenn sie Gewicht verliert, nimmt das Baby ein paar zusätzliche Trans-Fettsäuren zu sich. Außerdem sind in modernen Nahrungsmittel bestimmte Giftstoffe enthalten, zum Beispiel Herbizide und Pestizide, die primär im Fettgewebe gespeichert sind. Ihre Freigabe in die Milch ist verbunden mit der Freigabe der gefährlichen Fettsäuren.

Diese sehr aktuellen Daten sollten nicht als Grund dazu dienen, vom Stillen abzuraten. Im Gegenteil. Zusammen mit dieser neuen Information erreicht uns das Wissen von der unersetzlichen Rolle der sogenannten langkettigen mehrfachungesättigten Fettsäuren, die in künstlicher Säuglingsnahrung nicht vorkommen und deren Bedeutung bis vor sehr kurzer Zeit unterschätzt worden ist.

Praktischen Zwecken zuliebe müssen wir den Schluß daraus ziehen, daß schwangere Frauen und stillende Mütter lernen sollten, wie wichtig es ist, die gefährlichen Fettsäuren zu vermeiden. Sie sollten auf raffinierte Öle, Margarine, Backwerk, Pommes-Frites, Fast-Food und so weiter verzichten. Bei dieser besonderen ernährungsmäßigen Gefahr steht so viel auf dem Spiel, daß es vielleicht ein weiser Rat wäre, wenn eine junge Mutter auf ihren Speiseplan nicht genügend Einfluß nehmen kann, bestimmte Zusätze wie zum Beispiel Fischtran einzunehmen, der langkettige mehrfachungesättigte Fettsäuren enthält. Daß eine Gewichtsabnahme während der Stillzeit kein harmloses Unternehmen ist, ist ein weiterer Schluß, den wir daraus ziehen müssen. Dies bringt uns zurück zu den Schwierigkeiten und Widersprüchen, die für die monogame Kleinfamilie typisch sind.

Allerdings sollten diese Überlegungen nicht als eine These zur Verfechtung einer bestimmten Familienstruktur gelten. Wir können uns nicht im Anbruch einer neuen Ära von alten Modellen inspirieren lassen, wenn das demographische Wachstum und die ökologischen Überlegungen immer weniger miteinander zu vereinen sind. Unser Ziel ist es, in dieser Zeit, in der das Stillen eine neue Richtung einschlägt, ein wenig zum Nachdenken anzuregen. Die moderne Wissenschaft vermag glaubwürdig zu belegen, bis zu welchem Grad Muttermilch unnachahmlich ist. Wir können sogar verschiedene Aspekte des Bindungsprozesses zwischen Mutter und Kind untersuchen. Das öffentliche Gesundheitswesen hat heutzutage die Tendenz, den Blickwinkel der Medizin zu erweitern. Dies geht weit über die Behandlung von Krankheit hinaus.

Wir befinden uns auch in einer Phase unserer Geschichte, in der sich Familienstrukturen rasch und auf hinterlistige Weise entwickeln. Offiziell sind wir eine monogame Kultur, in Wirklichkeit jedoch sind wir eine Gesellschaft, in der zweierlei Arten von Polygamie herrschen. Die erste ist die sogenannte Serien-Monogamie, das heißt sowohl der Mann als auch die Frau haben aufeinanderfolgende Partner. Diese Praxis gehört eigentlich in den Rahmen der Polygamie. Wenn man die Scheidungsrate in vielen westlichen Ländern betrachtet und weiß, daß die meisten geschiedenen Leute wieder heiraten, kann man daraus schließen, daß diese Form der Polygamie weit verbreitet ist. Das gilt auch für die Form des unehelichen Zusammenlebens, die immer mehr üblich wird.

Dann gibt es die heimliche oder halb-heimliche Polygamie. Als Annette Lawson die Ehe in der amerikanischen und britischen Mittelschicht über einen Zeitraum von zehn Jahren untersucht hatte, kam sie zu dem Schluß, daß je vier von fünf Männern und fünf Frauen mindestens einen zweiten sexuellen Partner haben oder gehabt haben. Bei Frauen kommt es im Durchschnitt 4,5 Jahre nach der Eheschließung zu diesem Schritt, bei Männern nach 5,2 Jahren.

Wir müssen uns dieser Zahlen bewußt sein, um die riesigen Veränderungen zu erkennen, an welchen wir teilhaben. Es ist an der Zeit zuzugeben, daß das Stillen und die Familienstruktur zwei Themen sind, die nicht voneinander getrennt untersucht werden können. Und es sind Themen, denen wir nicht mehr länger ausweichen können, aus Angst, daß man uns als skandalös betrachtet. Sie machen es notwendig, neue Fragen aufzuwerfen. Welche Art von Familie ist am meisten dazu geeignet, die grundlegenden Bedürfnisse zu erfüllen, die das Baby des Tieres Mensch hat? Bis zu welchem Ausmaß wird die Kleinfamilie – als Modell – durch Geburt (und Tod) in Krankenhäusern aufrechterhalten? Unser Ehrgeiz ist hier nicht dahin gegangen, Antworten auf solche komplexe Fragen zu finden, sondern einfach diese Themen so direkt wie möglich anzuschneiden.

14. Es ist Zeit, für ein Wiegenlied

In unserer Zeit, in der der Trend dahin geht, die Geburt zu „humanisieren" – als ob das in sich selbst die Priorität sein könnte –, mag die Vision, die dieses Buch vorstellt, vielleicht schockierend wirken.

Um ihr Kind zu gebären, braucht die Mutter *Privacy*. Sie muß sich unbeobachtet fühlen können. Das Neugeborene braucht die Haut der Mutter, den Geruch der Mutter, ihre Brust. Dies sind alles Bedürfnisse, die wir mit den anderen Säugetieren gemeinsam haben, die wir Menschen jedoch zu vernachlässigen, zu ignorieren oder sogar zu verleugnen gelernt haben. Menschliche Kulturen haben sowohl von ihren nächsten als auch von ihren ferneren Vettern unter den verwandten Arten noch so manche Lektion zu lernen.

Machen Sie sich also über Humanisierung keine Sorgen. An dem Tag, an dem die menschliche Gesellschaft zu ihrer Rolle als Beschützerin von Mutter und Kind zurückkehrt statt sich in die Mutter-Kind-Beziehung einzumischen, wird Humanisierung ganz natürlich auf dem Fuße folgen. Die Mutter wird ihr Baby wieder in den eigenen Händen und Armen wiegen, und die Melodien und rhythmischen Klänge, die ihrem Inneren entströmen, werden uns zurückfinden lassen zum typisch menschlichen Wiegenlied.

Anmerkungen

1 Zu ähnlichen Ergebnissen sind Untersuchungen gekommen, die den Schwerpunkt auf spezielle Aspekte des Geburtserlebnisses gelegt haben, wie zum Beispiel auf die elektronische Herztonüberwachung vor Geburtsbeginn oder während Frühgeburten. Im Literaturverzeichnis findet sich eine Liste von Artikeln, die darauf hindeuten, daß das elektronische Zeitalter der Geburtshilfe seinem Ende entgegengeht.

2 S. Kapitel 7.

3 Ein Adrenalinausstoß führt zu einer Ausschüttung von freien Fettsäuren durch Zerstörung der Lipide. Bei einer nichtselektiven Ausschüttung von freien Fettsäuren wird die dominantere davon – also die am meisten vorkommende – zum direkten Prodrom (in diesem Fall Arachis-Säure) der verschiedenen Prostaglandine, die am Geburtsvorgang beteiligt sind. Die zu diesem Prozeß gehörenden Phänomene treten rasch und flüchtig auf. Des weiteren wirkt Adrenalin durch zweierlei Arten von Uterus-Rezeptoren. Die Beta-Rezeptoren wirken hemmend, die Alpha-Rezeptoren wirken anregend. Unterhalb einer bestimmten Schwelle können nur die Beta-Rezeptoren aktiviert werden, während oberhalb einer bestimmten Schwelle (bei einem Adrenalinausstoß) die Alpha-Rezeptoren beteiligt sind. Zum Ende der Schwangerschaft hin steigert sich das Verhältnis zwischen Alpha und Beta. Dies ist wahrscheinlich einer der Gründe dafür, daß ein echter „Fötus-Ausscheide-Reflex" bei Frühgeburten selten vorkommt, bei der termingerechten Geburt eines untergewichtigen Babys jedoch normal ist.

4 Diese Beobachtungen stimmen mit der Arbeit von Regina Lederman überein. Sie stellte fest, daß die Adrenalinwerte sich nach der Geburt innerhalb von drei bis einundzwanzig Minuten normalisieren.

5 Im Bereich der Geburt gibt es noch andere besonders typisch menschliche Schwierigkeiten. Bei anderen Menschenaffen ist der Kopf des Babys kleiner als das Becken der Mutter, die Vulva der Mutter ist zentriert, und der Kopf des Babys braucht nicht eine komplexe Spiraldrehung zu vollziehen, um herauszukommen.

6 Moderne Ernährungswissenschaftler sind vor kurzem zu der Ansicht gelangt, daß bestimmte Fettsäuren eine wesentliche Bedeutung für das Gehirn haben. Dies sind die „langkettigen Omega-3 mehrfachungesättigten Fettsäuren", die für die Ernährungskette der Meereslebewesen spezifisch sind.

7 Nach dem Schlagwort „Tender Loving Care", abgekürzt „T.L.C.", was soviel bedeutet wie „besonders liebevolle Pflege".

8 Siehe die Liste der ausgewählten Literatur S. 144
9 Elektroenzephalographie ist eine Methode, die elektrische Aktivität in verschiedenen Teilen des Gehirns aufzuzeichnen.

Ausgewählte Literatur

Vorwort

Figge, D.C.: „Tyranny of Technology". American Journal of Obstetrics and Gynecology 162, Nr. 6 (1990): 1365–69

Golding, J., M. Paterson, und L.J. Kinhen: „Factors Associated with Childhood Cancer in a National Cohort Study". British Journal of Cancer 97 (1990): 304–8

Jacobson, B., et al.: „Obstetric Pain Medication and Eventual Adult Amphetamine Addiction in Offspring". Acta Obstetrica Gynecologia Scandinavica 67 (1988): 677–82

Kellog, C.K.: „Effects of Perinatal Benzodiazepines on Development of the Central Nervous System". Präsentiert vor dem Vierten Internationalen Kongress für Prä- und Perinatale Psychologie an der Universität von Massachusetts in Amherst, August 1989

Odent, M.: „Planned Home Birth in Industrialized Countries". WHO-Bericht, Kopenhagen 1991

2. Im Anbruch einer post-elektronischen Ära

Liste der Artikel, die darauf schließen lassen, daß die elektronische Ära in der Geburtshilfe ihrem Ende entgegengeht:

Brown, V.A., et al.: „The Value of Antenatal Cardiotocography in the Management of High-risk Pregnancy: A Randomized Controlled Trial". British Journal of Obstetrics and Gynecology 89 (1982): 716–22

Flynn, A.M., et al.: „A Randomized Controlled Trial of Nonstress Antepartum Cardiotocography". British Journal of Obstetrics and Gynecology 89 (1982): 427–33

Haverkamp, A.D., et al.: „A Controlled Trial of the Differential Effects of Intrapartum Monitoring". American Journal of Obstetrics and Gynecology 126 (1976): 470–76

Haverkamp, A.D., et al.: „The Evaluation of Continuous Fetal Heart Rate Monitoring in High Risk Pregnancy". American Journal of Obstetrics and Gynecology 125 (1976): 310–20

Kelso, I.M., et al.: „An assessment of Continuous Fetal Heart Rate Monitoring in Labor". American Journal of Obstetrics and Gynecology 131 (1978): 526–32

Kidd, L.C., et al.: „Non-stress Antenatal Cardiotocography – A Prospective Randomized Clinical Trial". British Journal of Obstetrics and Gynecology 92 (1985): 1156–59

Leveno, K.J., et al.: „A Prospective Comparison of Selective and Universal Electronic Fetal Monitoring in 34995 Pregnancies". New England Journal of Medicine 315 (1986): 615–19

Lumley, J., C. Wood, et al.: „A Randomized Trial of Weekly Cardiotocography in High-risk Obstetric Patients". British Journal of Obstetrics and Gynecology 90 (1983): 1018–26

MacDonald, D., I. Chalmers, et al.: „The Dublin Randomized Controlled Trial of Intrapartum Fetal Heart Rate Monitoring". American Journal of Obstetrics and Gynecology 152 (1985): 524–39

Prentice, A., und T. Lind: „Fetal Heart Rate Monitoring during Labour – Too Frequent Intervention, Too Little Benefit". Lancet, Nr. 2 (1987): 1375–77

Renou, P., A. Chang, I. Anderson, und C. Wood: „Controlled Trial of Fetal Intensive Care". American Journal of Obstetrics and Gynecology 126 (1976): 470–76

Sky, K., et al.: „Effects of Electronic Fetal Heart Rate Monitoring, as Compared with Periodic Auscultation, on the Neurolocial Development of Premature Infants". New England Journal of Medicine (1. März 1990): 588–93

Wood, C.: „A Comparison of Two Controlled Trials Concerning the Efficacy of Fetal Intensive Care". Journal of Perinatal Medicine 6 (1978): 149–53

Wood, C., et al.: „A Controlled Trial of Fetal Heart Rate Monitoring in Low-risk Obstetric Population". American Journal of Obstetrics and Gynecology 141 (1982): 527–34

Weitere Verweise:

Newton, N., D. Foshee, und M. Newton: „Experimental Inhibition of Labor through Environmental Disturbance". Obstetrics and Gynecology 27 (1966): 371–77

Newton, N., D. Foshee, und M. Newton: „Parturient Mice: Effect of Environment on Labor". Science 151 (1966): 1560–61

3. Die Klinik der Zukunft

Odent, J.: „Birth Reborn". Pantheon, New York 1984

4. Auf einem anderen Planeten

Schiefenhövel, W. und G. Schiefenhövel: „Geburt eines Mächens einer Primapara – Eifo (West-Neuguinea – Zentrales Hochland). Film E 2681, Institut für den Wissenschaftlichen Film, Göttingen 1976
Schiefenhövel, W. und G. Schiefenhövel: „Vorgänge bei der Geburt eines Mädchens und Änderung der Infantizid Absicht – Eifo (West-Neuguinea). Film E 2680, Institut für den wissenschaftlichen Film, Göttingen 1976

5. Der „Fötus-Ausscheide-Reflex"

Embry, M.: „Observations sur un accouchement termine dans le bain". Annales de la societe de medecine pratique 5 (1805): 13
J-C., B.: „Voyage au Canada fait depuis l'an 1751 a 1761". Aubier-Montaigne, Paris
Lederman, R., D. McCann, B. Work und M. Huber: „Endogenous Plasma Epinephrine and Norepinephrine in Last-trimester Pregnancy and Labor". American Journal of Obstetrics and Gynecology 129 (1977): 5–8
Newton, N.: „The Fetus Ejection Reflex Revisited". Birth 14 (1987): 106–8
Newton, N., und M. Newton: „Relation of the Let-down Reflex to the Ability to Breastfeed". Pediatrics 5 (1950): 726–33
Odent, M.: „Birth under Water". Lancet, Nr. 2 (1983): 1476–77
Odent, M.: „The Fetus Ejection Reflex". Birth 14 (1987): 104–5
Odent, M.: „The Role of Fear during Labour". Aus: Proceedings of the Ninth International Congress of Psychosomatic Obstetrics and Gynecology. Parthenon, Amsterdam 1989
Odent, M.: „Fear of Death during Labour". Journal of Reproductive and Infant Psychology 9 (1991): 43–37
Pose, S. V., L. Cibils und F. Zuspan: „Effect of Epinephrines Infusion on Uterine Contractility and Cardiovascular System". American Journal of Obstetrics and Gynecology 84 (1962): 297–306
Dick-Read, G.: „Childbirth withour Fear". William Heinemann, London 1943
Woodbury, R. A., et al.: „The Relationship between Abdominal, Uterine and Arterial Pressures during Labor". American Journal of Physiology 121 (1938): 640

6. Katzen

Van Doren, M.: „Collected and New Poems, 1924–1963", Hill and Wang, New York 1963

7. Das Alte und das Neue

Aucher, M. L.: „Les maternites chantantes". Aus „L'Aube des sens – Cahiers du nouveau-ne". 5. Band. Stock, Paris 1981

Hardy, A.: „Was Man More Aquatic in the Past?". New Scientist 7 (April 1960): 642–45

Kramer, R.: „Maria Montessori: A Biography". Basil Blackwell, Oxford 1976

Lorenz, K.: „Studies in Animal and Human Behavior". Cambridge University Press, Cambridge 1971

Lorenz, K.: „Vergleichende Verhaltensforschung: Grundlagen der Ethnologie". Springer Verlag, Wien 1978

Mellers, W.: „Bach and the Dance of God". Faber and Faber, London 1980

Odent, M.: „Genese de l'homme ecologique". Epi, Paris 1979

Odent, M.: „What Is Health? Towards an Ontogenic Definition". International Journal of Prenatal and Perinatal Studies (1989): 47–49

Odent, M.: „Water and Sexuality". Penguin, Hammondsworth 1990

8. Kolostrum und Zivilisation

Baumslag, N.: „Breastfeeding: Cultural Practices and Varations". Aus „Advances in International Maternal and Child Health", 7. Band. Clarendon, Oxford 1987

Bullough, C.H.W., et al.: „Early Sucking and Post Partum Haemorrhage: Controlled Trial in Deliveries by Traditional Birth Attendants". Lancet, Nr. 2 (1989): 522–25

Cadogan, W.: „Essay on Nursing and Management of Children from Birth to Three Years of Age". Brief an einen der Gouverneure des Gründungs-Krankenhauses, veröffentlicht durch Anweisung des Generalkommittees des besagten Krankenhauses, London 1773. Entnommen dem Nachdruck im 7. Band von „Advances in International Maternal and Child Health" von D.B. Jeliffe und E.F. Jeliffe, Hrsg. Clarendon, London 1987

Gartner, M.: „Breastfeeding in Korea". Breastfeeding Abstracts, La Leche League, 7. Band, Nr. 2 (1987)

Gibson, R.A.: „Fatty Acid Composition of Human Colostrum and Mature Breast Milk". American Journal of Clinical Nutrition 34 (1981): 252–57

Hamilton, A.: „Nature and Nurture". Australian Institute of Aboriginal Studies, Canberra 1981

Jordan, B.: „Birth in Four Cultures". Eden Press, Montreal 1980

Mead, M., und N. Newton: „Cultural Patterning in Perinatal Behavior". Aus „Childbearing: Its Social and Psychological Aspects" von S. Richardson et al., Hrsg. Williams and Williams, Baltimore 1967

Odent, M.: „Newborn Weight Loss". Mothering (Januar 1989): 72–74

Shaw, E. und J. Darling: „Female Strategies". Simon and Schuster, New York 1986

Tildes, V.: „Breasts, Bottles and Babies – A History of Infant Feeding". Edinburgh University Press, Edinburgh, 1986

9. Von Holland nach Malawi

Bullough, C. H. W., et al.: „Early Sucking and Post Partum Haemorrhage: Controlled Trial in Deliveries by Traditional Birth Attendants". Lancet, Nr. 2 (1989): 522–25

Kloosterman, G. J.: „The Dutch Experience of Domiciliary Confinements". Aus „Pregnancy Care for the 1980s", S. 115–25, von G. Zander und G. Chamberlain, Hrsg. Royal Society of Medicine and Macmillan, London 1984

Newton, N.: „Some Aspects of Primitive Childbirth". Journal of the American Medical Association 188 (1964). 261–64

Odent, M.: „In Praise of the Traditional Birth Attendant". Lancet, Nr. 2 (1989): 861–62

Tew, M.: „Safer Childbirth". Chapman and Hall, New York 1990

Treffers, P. E. und R. Laan: „Regional Perinatal Mortality and Regional Hospitalization at Delivery in the Netherlands". British Journal of Obstetrics and Gynecology 93 (1986): 690–93

Van Altna, D., M. Eskes und P. E. Treffers: „Midwifery in the Netherlands: The Wormerveer Study". British Journal of Obstetrics and Gynecology 96 (1989): 656–62

11. Sigmund Freund als Hebamme

Das Gedicht der afrikanischen Yorube-Hebamme am Beginn des Kapitels entstammt:

Priya, J. V.: „Birth Traditions and Modern Pregnancy Care". Element Books, Dorset 1992

Weitere Verweise:

Kennel, J., M. Klaus, S. McGrath, S. Robertson und C. Hinkley: „Continuous Emotional Support during Labor in an U.S.-Hospital". Journal of the American Medical Association 265, Nr. 17 (1. Mai 1991): 2197–2201

Cohen, Nancy: „Open Season". Bergin & Garvey, New York 1992

Nilsen, S. T.; „Boys Born by Forceps and Vacuum Extraction Examined at 18 Years of Age". Acto Obstetrica Gynecologia Scandinavica 63, Nr. 6 (1984): 549–54

Roemer, F., et al.: „Retrospective Study of Fetal Effects of Prolonged Labor before Cesarean Delivery". Obstetrics and Gynecology 77, Nr. 5 (1991): 654–58

Seidman, D., et al.: „Long Term Effects of Vacuum and Forceps Deliveries". Lancet 337 (1991): 1583–85

Sosa, R., J. Kennel, M. Klaus, S. Robertson und J. Urrutia: „The Effect of a Supportive Companion on Perinatal Problems, Length of Labor, and Mother-Infant Interaction". New England Journal of Medicine 303 (1980): 597–600

12. Das Hormon der Liebe

Arletti, R., et al.: „Oxytocin Improves Copulatory Behavior in Rats". Hormones and Behavior 19 (1985): 14–20

Egli, G. E., und M. Newton: „Transport of Carbon Particles in the Human Female Reproductive Tract". Fertility and Sterility 12 (1961): 151–55

De Wied, D.; „Memory Effects of Oxytocin and Related Peptides". Aus „Proceedings of the Ninth International Congress of Psychosomatic Obstetrics and Gynecology". Parthenon, Amsterdam 1989

Newton, N.: „The Role of the Oxytocin Reflexes in Breastfeeding". Aus „Clinical Psychoneuro-Endocrinology in Reproduction: Proceedings of the Second Symposia". Academic Press, Orlando 1978

Newton, N., und C. Modahl: „New Frontiers of Oxytocin Research". Aus „Proceedings of the Ninth International Congress of Psychosomatic Obstetrics and Gynecology". Parthenon, Amsterdam 1989

Takeda, S., Y. Kuwabara und M. Mizuno: „Concentrations and Origin of Oxytocin in Breastmilk". Endocrinology Japan 33 (1986): 821–26

Uvnas-Moberg, K.; „Hormone Release in Relation to Physiological and Psychological Changes in Pregnant and Breastfeeding Women". Aus „Proceedings of the Ninth International Congress of Psychosomatic Obstetrics and Gynecology". Parthenon, Amsterdam 1989

Verbalis, J. C., et al.: „Oxytocin Secreting in Response to Cholecystokinin and Food". Science 232 (1986): 1417–19

13. Stillen und Monogamie

Caincross, J.: „After Polygamy Was Made a Sin: The Social History of Christian Polygamy". Routledge and Kegan Paul, London 1974

Chappell, J. E., et al.: „Trans Fatty Acids in Human Milk: Influence of Maternal Diet and Weight Loss". American Journal of Clinical Nutrition 42 (1985): 49–56

Engels, F.: „Der Ursprung der Familie, des Privateigentums und des Staats. 17. Auflage 1989. Berlin.

Finley, D. A., et al.: „Breastmilk Composition: Fat Content and Fatty Acid Composition in Vegetarians and Nonvegetarians". American Journal of Clinical Nutrition 4 (1985): 787–800

Hillman, E.: „Polygamy Reconsidered: African Plural Marriage and the Christian Churches". Orbis, Maryknoll 1975

Koletzko, B., et al.: „Fatty Acid composition of Mature Milk in Germany". American Journal of Clinical Nutrition 47 (1988): 954–55

Lawson, A.: „An Analysis of Love and Betrayal". Basil Blackwell, London 1989

Leonard, J., A. Leonard und D. Leonard: „The Mormon Experience: A History of the Latter-Day Saints". Random House, New York 1980, S. 200

Mayer, J. F.: „Etre chretien ... et polygame?" Rebis 9 (1985)

Murdoch, G. P.: „Marriage". Aus „Encyclopaedia Universalis", S. 234, 13. Band, 1972

Odent, M.: „Genese de l'homme ecologique". Epi, Paris 1979

Van Wert, W. F.: „Sex after Children". Mothering (Sommer 1991): 115–17

Register